Dr. med. Konstantin Wagner

RICHTIG SCHWANGER

INHALT

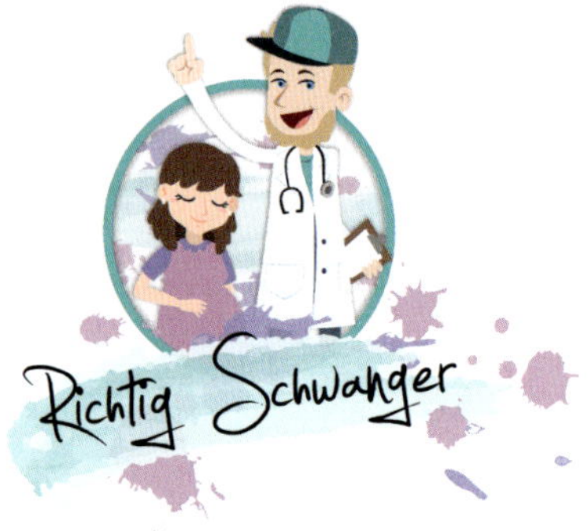

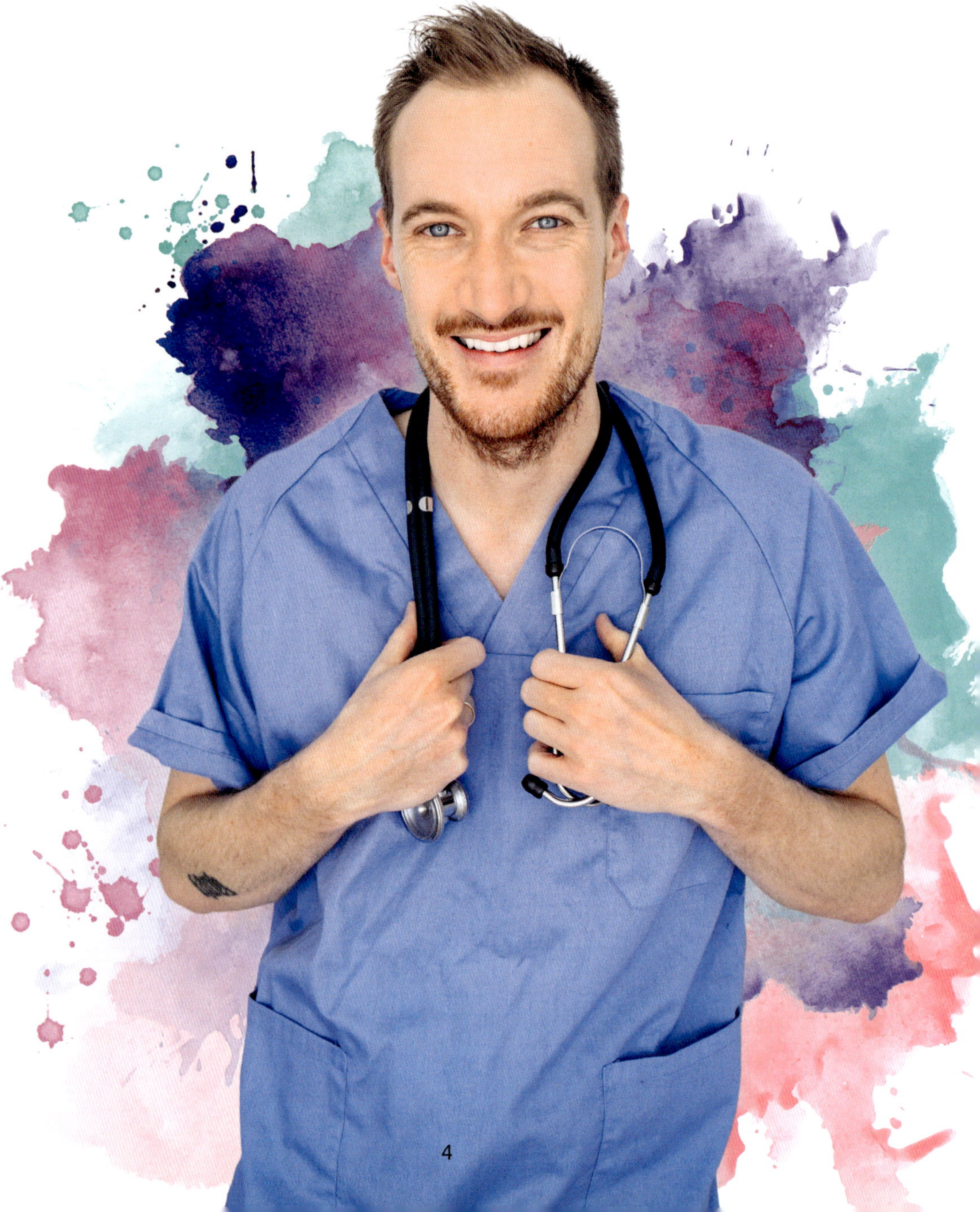

VORWORT

»Warum entscheidet sich ein Mann für die Frauenheilkunde?« Das ist die mit Abstand meistgestellte Frage an mich. Und wenn du nun glaubst, auf diese Frage folgt eine wohlüberlegte, längst einstudierte und einleuchtende Antwort, dann muss ich dich enttäuschen. Ich beginne vielmehr jedes Mal aufs Neue darüber nachzudenken, was mich letztlich bereits im Studium dazu bewogen hat, mich für die Frauenheilkunde zu begeistern. Mein Vater ist Gynäkologe. Ich empfand es aber lange Zeit als langweilig und gewöhnlich, einfach dasselbe zu machen wie mein eigener Vater. Ihr werdet solche Gedanken vielleicht kennen. Im Studium habe ich mich sogar aktiv dagegen gewehrt, die Frauenheilkunde interessant zu finden. Das überrascht zunächst nicht. Ein junger Mann hat wenig Schnittmengen mit den Themen Kinderwunsch, Schwangerschaft, Geburt, weiblicher Zyklus, Krebs und allgemeinen gynäkologischen Erkrankungen. Im Laufe des Studiums muss ich offensichtlich und nicht wissentlich an einen Punkt gekommen sein, an dem ich in den Sog der Faszination für dieses Fach gelangt bin. Vielleicht bemerkte ich auch intuitiv, dass meiner Empathie und meinem Empfinden die Probleme, Sorgen und Ängste des weiblichen Geschlechts präsenter und zugänglicher sind als die von Männern oder Kindern. Ich verstehe, ohne verstehen zu können; kann nachempfinden, ohne nachempfinden zu können.

Ihr müsst euch in meine Lage versetzen. Es ist unglaublich abstrakt, umfassendes Wissen über den weiblichen Körper, die Mentalität, die Probleme und Sorgen jeder Dekade im Leben einer Frau sowie die damit einhergehenden biochemischen Abläufe zu haben, ohne es jemals wirklich am eigenen Leib nachempfinden und erleben zu können. Es ist die Faszination von Wissen und niemals gänzlich Verstehen. Man möchte einen Weg erklären, den man in der Theorie auswendig kennt, aber nie imstande sein wird, ihn selbst zu gehen. Man möchte den Frauen helfen, sich selbst besser kennenzulernen. Als Mann.

Zu der simplen Frage, warum ich Gynäkologe geworden bin, gehört also eine komplexere Antwort, deren Formulierung mir selbst noch nicht ganz gelungen ist. In keinem anderen Fachgebiet betreut man die ersten und die letzten Lebensminuten eines Menschen, sieht und hört als Erstes den Herzschlag eines entstehenden Lebens und sieht und hört den letzten Herzschlag eines gehenden Lebens. Die Frauenheilkunde spiegelt das Leben in seiner ganzen Fülle wider wie kaum ein anderer Fachbereich der Medizin. Ich denke, dieses Gefühl und die Berufung, dem Leben mit all seinen schönen und erschütternden Momenten zuschauen zu können und Anteil daran zu nehmen, haben eine wahnsinnige Anziehungskraft auf mich ausgeübt und üben sie noch immer aus.

Diese Faszination begann ich vor wenigen Jahren in den sozialen Medien zu teilen. Als eine Art Pionier in diesem Bereich. YouTube, Facebook und Instagram waren Gefilde, in die sich Ärzte nur selten verirrten, ein medizinisches Engagement in diesen Medien undenkbar und zum Teil kollegial verpönt. Für mich wurden diese Medien über Nacht zu einer Möglichkeit, mit einfachen, verständlichen, aber fachlich fundierten Worten mein medizinisches Wissen weiterzugeben und vor allem zu erklären. Ängste zu nehmen und Vertrauen zu schaffen. Mit aller Ruhe und Zeit, fernab vom damaligen schnelllebigen Klinikalltag. Öffentlich zugänglich und jederzeit abrufbar. Ohne Kittel und trotzdem als Arzt. Dieser Gedanke kam mir tatsächlich über Nacht. Samstagnacht um drei Uhr und mitten in einem 24-Stunden-Dienst, um genau zu sein. Ich ertappte mich bei dem entscheidenden Gedanken, als ich gerade dabei war, einer Schwangeren zum wiederholten Mal und mit aller Geduld, die ich um diese Zeit aufbringen konnte, die Fehl- und Falschinformationen auszureden, die sie sich kurz zuvor im Internet angeeignet hatte. Es tat mir schlicht leid, dass dieses wunderbare Medium sie derart verunsichert hat. »Wie es wohl wäre, wenn die Frauen im Internet nicht fehlinformiert, sondern richtig informiert würden? Wenn das Internet Sicherheit, anstatt Verunsicherung, Wissen statt Hörensagen vermitteln würde?«

Ich begann bereits am nächsten Tag meine während der Nachtschicht entstandene Idee in die Tat umzusetzen und meine Leidenschaft und Passion für diesen Beruf auszuweiten, indem ich neben meiner normalen beruflichen Tätigkeit meine Berufung auch im privaten und bald öffentlichen Bereich fortsetzte.

Diese Passion und Leidenschaft ist es auch, die ich euch in diesem Buch versuche, näher zu bringen. Erklären. Zu verstehen helfen. Verständlich machen. Menschlich bleiben. Mit meinen eigenen Worten, den Worten eines außenstehenden Mannes, der immer in der Rolle des Beobachters bleiben wird, aber verbale und menschliche Möglichkeiten gefunden hat, den Weg zu zeigen. Denn verstehen führt zu Wissen und Wissen führt zu Vertrauen und Sicherheit. Auch in körperlichen, medizinischen Fragen, aber vor allem auch für dich und deine Selbstwahrnehmung.

Die Themen Kinderwunsch, Schwangerschaft, Geburt und Wochenbett sind genauso komplex wie intim. Darüber zu sprechen, ist oft weniger wissenschaftlich als emotional. Die faszinierenden Abläufe und Selbstverständlichkeiten der Natur und des weiblichen Körpers führen ebenso schnell zu Euphorie, Zufriedenheit, Glück wie auch zu Ängsten, Sorgen und Unsicherheiten. In diesem Buch möchte ich all diese Gefühle und all die mitschwingenden Fragen mit dir teilen. Vor allem möchte ich helfen zu verstehen. Denn auch ich musste erst verstehen, um zu wissen.

Dieses Buch ist nicht nur ein Zeitvertreib und mehr als ein gut gemeinter Ratgeber. Dieses Buch symbolisiert mein Wesen und meinen Anspruch als Mensch. Da sein. Erklären. Verstehen. Helfen.

Das Wissen, das ich dir vermitteln möchte, soll dir Vertrauen, Zuversicht und vor allem Sicherheit geben. Die Sicherheit fundierte medizinische Fachinformationen verständlich, nachvollziehbar und anschaulich präsentiert zu bekommen.

Und was noch viel wichtiger ist: Es soll dir Vertrauen in dich selbst geben. Vertrauen in deinen eigenen Körper und die faszinierenden Abläufe der Natur, die mich täglich begeistern und die ich dir in diesem Buch zeigen werde.

Ich wünsche euch jetzt ganz viel Spaß auf der Reise mit mir durch eure Schwangerschaft mit kleinen Geschichten und einer großen Portion Wissen.

Euer Konstantin

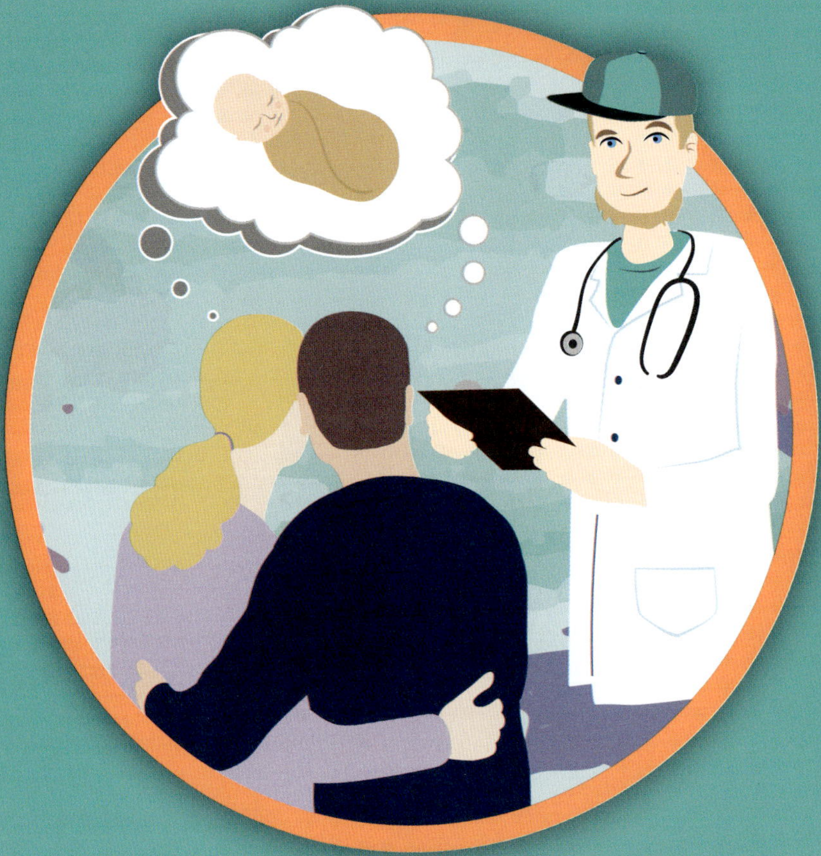

1

BABYPLANUNG

Was sich in der Theorie so einfach anhört, ist auf zellulärer Ebene ein wahres Feuerwerk. Es grenzt jedes Mal an ein Wunder, wenn der Schwangerschaftstest positiv ausfällt.

DER PERFEKTE ZEITPUNKT

»Ach Schatz, den perfekten Zeitpunkt gibt es doch gar nicht.« Eine gern und viel zitierte Antwort auf den einen ausformulierten Gedanken, den heutzutage eigentlich immer ein Teil des Paares hat. Eine Aussage mit harter Kante und ohne wirklichen Inhalt. Eine Floskel. Das Problem an lange genutzten Gebrauchsgegenständen ist deren Abnutzung und Unbrauchbarkeit nach geraumer Zeit. Übrig bleibt das Rudiment einer Floskel. Schon allein die Tatsache, dass man die Erschaffung eines neuen Lebens als »Zeitpunkt« trivialisiert, offenbart, wie wertlos diese Floskel eigentlich ist.

Wenn du also für dich und in deiner Beziehung an den Punkt gekommen bist, an dem aus einem gedanklichen Konjunktiv »wir könnten darüber nachdenken, schwanger zu werden« langsam eine konkrete Idee wird, die formuliert werden will und nach einer Antwort des Gegenübers verlangt, gibt es einige Überlegungen, die vorn angestellt werden müssen. Also nein. Du bist nicht verkopft oder »zerdenkst« diese Entscheidung viel zu sehr. Du bist auch nicht unromantisch. Es ist letztlich eine Entscheidung, die ein Mindestmaß an Vorbereitung, Planung und Abwägung erfordert. Das solltest du dir, ihr euch selbst und dem noch hypothetischen Produkt eurer Liebe auf alle Fälle wert sein.

Hals über Kopf ist zwar spannend, kopflos sollte es aber nicht unbedingt sein.

Fangen wir doch mit den unromantischen Überlegungen an, die man sich nie trauen würde, offen anzustellen, und die mit hoher Wahrscheinlichkeit abschätzige Blicke von Familienmitgliedern oder

Freunden zur Folge haben würden. Gedanken, die sich trotzdem viele Paare zu Recht machen: Was kostet uns ein Kind eigentlich?

Viele Nerven, strähnenweisen Farbverlust der Haare, aber auch eine Menge Lachfalten. Das könnten Antworten von Paaren mit Nachwuchs sein, die im Grunde recht prägnant zusammenfassen, was körperlich und mental auf einen zukommt. Du meintest aber natürlich etwas anderes: Wie viel Geld kostet ein Kind? Schäm dich nicht, diese Frage zu stellen, denn sie ist wesentlich. Und sie wird unterschätzt. Beim Lesen dieser Zeilen wird dein Unterbewusstsein sich mit Preisen für Babynahrung, Windeln, Schule und Weiterbildung auseinandersetzen und diese Zahlen grob summieren. Das können wir kurz zusammen machen: Laut Statistischem Bundesamt kostet ein Kind bis zum 18. Lebensjahr circa 130 000 Euro.

Und obwohl das für die meisten von uns eine große Summe Geld ist, schwingt bei dieser Frage noch viel mehr mit. Wie geht es während der Schwangerschaft und nach der Geburt beruflich weiter? Darf ich überhaupt in meinen Job zurückkehren, werde ich meine Stunden reduzieren müssen, habe ich als Mutter/als Vater noch Aufstiegschancen? Fragen, die sich aufgrund von überkommenen gesellschaftlichen Normen hauptsächlich die Frau stellen wird, aber auch der männliche Part kann schlaflose und durchgrübelte Nächte haben. Bin ich als Familienvater in der Lage, meine Familie zum Großteil allein zu ernähren? Ist es finanziell für uns drin, dass ich Elternzeit nehme oder meine Stunden reduziere? Und auch das müssen potenzielle Bald-Eltern überlegen: Ist unsere Wohnsituation noch ausreichend, müssen wir umziehen, brauchen wir ein größeres oder überhaupt ein Auto?

Wie du siehst, wird die zunächst kleine Checkliste, die dir dein Unterbewusstsein netterweise angelegt hat, immer länger und die imaginäre Zahl unter dem Strich summiert sich weiter auf. Zur wachsenden finanziellen Verunsicherung kommen die beruflichen Unwägbarkeiten noch dazu. All diese Gedanken sind zum Glück normal. Mit gesundem Menschenverstand betrachtet ist es schlicht logisch, sich existenzielle Fragen zu stellen. Ist es nicht bemerkenswert, dass wir, die wir heute in einer Wohlstandsgesellschaft mit staatlicher Unterstützung und einer der stabilsten Wirtschaftslagen der Welt leben, mehr Sorgen, Zweifel und Ängste zu haben scheinen als Menschen, die diese paradiesischen Bedingungen weder haben noch je haben werden? Was hätten unsere Groß- und Urgroßeltern davon gehalten?

Es ist so einfach wie schnell erklärt: Sorgen, Zweifel und Ängste sind relativ! Und das ist auch gut so.

Ein weiterer Aspekt beim Auffinden des perfekten Zeitpunkts ist für viele weder gewollt noch gewünscht. Es ist der Druck von außen. Familie, Freunde, Verwandte und auch die Gesellschaft rufen euch die biologische Uhr ungefragt und nachdrücklich in Erinnerung. »Wie lange seid ihr schon zusammen? Habt ihr nicht mal an Kinder gedacht?«, »Du wirst auch nicht jünger …«, »Denk an deine Eizellen!«

Während 1961 eine Frau im Durchschnitt mit 25 Jahren zum ersten Mal schwanger wurde, war sie 2019 bei ihrer ersten Schwangerschaft 30 Jahre alt. Tendenz steigend. Und: Über 40 Prozent der Akademikerinnen hierzulande bekommen laut Statistischem Bundesamt überhaupt keine Kinder. Dieser Trend ist die logische Konsequenz aus zwei wichtigen Faktoren: Jahrhundertelang und bis vor nicht allzu langer Zeit war die Aufgabenteilung der Geschlechter gesellschaftlich vorgegeben. Die Frau hatte die Aufgabe, Kinder zu gebären und zu versorgen. Die längst überfällige Emanzipation der Frau änderte dieses antiquierte Rollenbild nur teilweise. Heute gibt es zwar die berufstätige Frau, den Hausmann, Konzernchefinnen und männliche Fernsehköche, und trotzdem sind es immer noch die Frauen, die sich hauptsächlich um den Nachwuchs kümmern. Von Gleichberechtigung sind wir weiterhin ein großes Stück entfernt. Zum Wohle des Berufs wird das Gebären daher erst einmal nach hinten verschoben. Karriere vor Kind ist die Einstellung. Bis sich diese ändert, sind die Frauen dann im Durchschnitt um die 30 Jahre alt.

Ein weiterer Punkt sind die langen Ausbildungszeiten in unserem Land. Wir starten relativ spät in eine Berufsausbildung oder ein Studium – und beides kann recht zeitintensiv sein. Das macht uns zwar zu topqualifizierten Arbeitskräften, um die uns andere Länder sehr beneiden, aber leider geht dies auch auf Kosten unseres Familienlebens. Nehmen wir zum Beispiel eine zukünftige Ärztin, die 12 oder 13 Jahre die Schule besucht, bis sie mit 18 Jahren ihr Abitur ablegt. Rechnen wir einfachheitshalber mit der unrealistischen Annahme, sie müsse nicht auf ihren Medizinstudienplatz warten, was nur der Fall wäre, wenn sie einen Abischnitt von 0,8 erlangt hätte.

Anschließend studiert sie im Regelfall sechs Jahre Medizin und benötigt dann weitere fünf Jahre für ihre Facharztweiterbildung, bis sie schließlich in einem geregelten Berufsalltag ankommt und sich der Familienplanung widmen kann. Aus der 18-jährigen Abiturientin wurde trotz perfektem Timing eine 29-jährige Frau. Und das bringt uns zum nächsten Punkt in Sachen perfekter Zeitpunkt.

Nun ist es mit dem Schwangerwerden auch nicht gerade wie mit einer Kaffeemaschine. Man kann oben nicht einfach etwas reinschütten, auf einen großen runden Knopf drücken und unten kommt nach kürzester Zeit das gewünschte wohlriechende Produkt heraus. Nehmen wir wieder unsere junge Ärztin als Beispiel. Bereits in der Schule wird sie Überlegungen angestellt haben, wie sie es mittelfristig vermeiden kann, schwanger zu werden. Der Klassiker der vergangenen Frauenarztgenerationen war sicherlich: »Hier haben Sie die Pille, jeden Tag zur gleichen Zeit und dann kann nichts passieren.« Stimmt, sagt sich die nun 29-jährige Ärztin. Es hat funktioniert. 15 Jahre habe ich mithilfe von zugeführten Hormonen verhindert, dass ich schwanger werde. Den Traum von einem Mann habe ich im Studium kennengelernt und wir sind uns einig: Jetzt wäre der perfekte Zeitpunkt, schwanger zu werden. Aber wo bleibt mein Zyklus? Ich habe doch die Pille letzten Monat abgesetzt.

Die Reise von »Jetzt versuchen wir es!« bis zu »Jetzt hat es (endlich) geklappt!« ist manchmal länger und beschwerlicher, als manch ein Paar es sich wünschen würde. Auch diese Möglichkeit solltet ihr vorher offen besprochen haben. »Was machen wir, wenn das Projekt Kinderwunsch länger dauert als gedacht? Wie lange geben wir uns Zeit, bevor wir Hilfe suchen? Was ist überhaupt normal?« Keine Sorge, auch Letzteres besprechen wir noch ausführlich in diesem Buch.

WIE LANGE IST NORMAL?

Versucht man als Paar über einen gewissen Zeitraum hinweg, schwanger zu werden, wird man bei ausbleibendem Erfolg zunehmend nachdenklich und nervös. Ist bei mir auch alles in Ordnung? Ist bei ihm alles so, wie es sein soll? Sollten wir zur Ärztin gehen und uns checken lassen? Vielleicht. Aber wann? Nach zwei Zyklen? Nach zwanzig Zyklen? Schnell verliert man sich in Fragen und Zweifeln, sucht das Gespräch mit dem Partner. Sie würde gern viel und ausführlich darüber sprechen. Er will es meistens ruhig angehen lassen und emotionalen Stress gar nicht erst an sich heranlassen. Frustration.

»Wie lange darf es dauern, bis man schwanger wird, und was ist eigentlich normal?« Das ist ein Satz, den ich in meiner Praxis sehr oft höre und der unheimlich viel über den emotionalen Zustand des Paares verrät. Schon die Wortwahl »darf« und »normal« deutet darauf hin, dass Versagensängste im Raum schweben. Aber bei der Erfüllung eines Kinderwunschs geht es nicht um Sieg oder Niederlage, vielmehr hilft es, die Dinge logisch zu analysieren.

Zunächst müssen wir klären, wie es zu einer Schwangerschaft kommt. Ich meine nicht das peinliche »Bienchen-und-Blümchen-Gespräch« mit den Eltern, sondern rein medizinisch und unter perfekten Bedingungen: Der weibliche Eierstock ist die Heimat vieler Eizellen. Zum Zeitpunkt der Geburt eines Mädchens machen es sich viele Millionen Eizellen dort gemütlich. Zum Zeitpunkt der Pubertät dieses Mädchens sind es nur noch wenige hundert Eizellen. Eine unvorstellbare Verschwendung, die man bis heute nur mäßig verstanden hat. Von diesen wenigen hundert Eizellen darf bei der geschlechtsreifen Frau eine einzige befruchtbare Eizelle einmal pro Monat das heimische Nest verlassen und über den Eileiter den weiten Weg Richtung Gebärmutter antreten. Um das Ganze aber noch zu dramatisieren, hat sie dafür nur 24 Stunden Zeit, denn das ist die Lebensspanne einer menschlichen Eizelle. Die restlichen Eizellen bleiben wehmütig zurück und müssen wieder vier Wochen warten, bis eine von ihnen für 24 Stunden flügge werden darf.

Drei Milliliter männlichen Ejakulats enthalten übrigens mehr als 39 Millionen Spermien. Zu jeder Tages- und Nachtzeit. Mit einer Lebensdauer in der Vagina von mehreren Tagen. Das klingt extrem unverhältnismäßig und unfair. Die Evolution hat es so entschieden. Aber ich kann die Frauen beruhigen: Seine inflationäre Anzahl an Spermien bringt dem Mann rein gar nichts, denn bei der Zeugung neuen Lebens dreht sich alles um das weibliche Pendant: Die kurzlebige Eizelle. Ausgleichende Gerechtigkeit.

Eine Eizelle. Einmal pro Monat. Für 24 Stunden.

Bisher haben wir unsere kleine Rechnung unter der Voraussetzung perfekter Bedingungen gemacht. Aber der weibliche Zyklus ist kein Schweizer Uhrwerk. Es gibt lange Zyklen, kurze Zyklen und auch Zyklen ganz ohne Spaziergang der Eizelle. Zyklen ohne Eisprung sind keine Seltenheit und von vielen Faktoren abhängig. Stress, Krankheit, Unter- oder Übergewicht, Stoffwechselstörungen. Die Palette an Störfaktoren ist groß. Vor allem wenn man sich überlegt, dass die Mehrzahl der Frauen in Deutschland ihren normalen hormonellen Zyklus über viele Jahre mit Verhütungsmitteln wie zum Beispiel der Antibabypille außer Kraft setzen. Dass solch ein komplexer Ablauf wie der weibliche Zyklus unter Umständen eine gewisse Anlaufzeit benötigt, um nach dem Absetzen des Hormoncocktails wieder in Schwung zu kommen, klingt nicht nur fair, sondern auch logisch.

Rechnet man jetzt also ein Jahr Kinderwunsch um in Eisprünge oder auch Versuche, schwanger zu werden, dann bleiben dem Paar im optimalen »Schweizer Uhrwerk«-Fall zwölf Gelegenheiten, um dieses Vorhaben zu verwirklichen. Eine gelungene Schwangerschaft ist demnach nicht nur eine logistische Meisterleistung, sondern tatsächlich das oft zitierte Wunder. Mathematisch gesehen ist es nach dem Sex unwahrscheinlicher, dass sich Eizelle und Spermium finden und sich als befruchtete Eizelle erfolgreich einnisten, als dass keine Schwangerschaft eintritt. Bevor du jetzt aber resigniert und frustriert das Buch zur Seite legst und denkst: »Das klappt ja nie«, kann ich dir einfach nur empfehlen weiterzulesen. Denn es gibt Mittel und Wege, die Mathematik Lügen zu strafen. Zwei ganz einfache Dinge können dir dabei helfen: Wissen und Verstehen.

Welcher Zeitraum ist also »normal«?

Diese Frage stellen sich auch große Gremien, wie zum Beispiel die Weltgesundheitsorganisation, immer wieder. Die Schwierigkeit besteht darin, die vielen Variablen zu berücksichtigen, die es zu beachten gilt. Das Alter der Partner, Vorerkrankungen, mögliche Medikamenteneinnahmen, aber auch wie lange und auf welche Art das Paar zuvor verhütet hat. Ohne diese Vorkenntnisse einfach pauschal eine Zeitangabe festzulegen, ab wann ein Paar nervös zu werden hat, ist schlicht unwissenschaftlich. Also bedient man sich einfach bei Studien und Statistiken, jongliert ein wenig mit den Zahlen, hebt den Daumen und zielt ins Blaue, bis man schließlich festlegt: Circa ein Jahr ist »normal«. Sollte man zu diesem Zeitpunkt als junges, gesundes Paar noch nicht schwanger sein, gilt man zunächst als steril. Groß angelegte Studien zeigen, dass jedes fünfte Paar länger als ein Jahr braucht, um schwanger zu werden. Die Tendenz wird sogar steigen, weil Paare in Deutschland immer später in die Familienplanung einsteigen und das fruchtbarste Fenster von Frau und auch Mann bereits überschritten ist. Das heißt nicht, dass man ab einem gewissen Alter nicht mehr schwanger werden kann, sondern dass die Wahrscheinlichkeit geringer und die Wartezeit unter Umständen länger wird. Es gibt kein Ablaufdatum für Eierstöcke und Hoden. Nur ein Punctum maximum.

All das erkläre ich den Kinderwunschpaaren, die vor mir sitzen und nach elf frustrierenden Zyklen – also vergeblichen Versuchen – nach einer Kinderwunschklinik fragen. Oft entsteht bei den Paaren ein unterbewusster Druck, der sich von Periode zu Periode steigert. Die Enttäuschung der Frauen in dem Moment, wenn die Menstruation einsetzt, wird von Mal zu Mal größer. Langsam, aber sicher schleicht sich die »Schuldfrage« ein. Liegt es an ihm oder doch an mir? Sollte ich vielleicht mehr Sport machen, Gewicht abnehmen oder meine Ernährung umstellen? Aus einem stillen Gedanken wird ein Hinweis. »Musst du heute Abend Bier trinken? Ich habe gelesen, dass Alkohol die Spermienqualität einschränken kann.« Man braucht nicht viel Fantasie, um sich vorzustellen, welcher Konflikt sich hier anbahnt.

Trotzdem ist es wichtig und hilfreich, sich ab einem gewissen Zeitpunkt zu hinterfragen und zu überlegen, was man als Paar vielleicht besser machen könnte. Können wir die Grundvoraussetzungen optimieren und die Fruchtbarkeit mit einfachen Mitteln steigern? Wie ist das Sex-Timing? Es gibt viele Stellschrauben, die gedreht werden können, bevor man überhaupt an künstliche Befruchtung denken muss. Was spricht also dagegen, in die Verlängerung zu gehen?

Darüber hinaus fragen sich natürlich auch Paare, die bereits Kinder haben, ob für sie dieselben Zeiteinheiten gelten. Funktioniert jetzt alles etwas schneller, weil der Körper sich erinnert, oder dauert es mitunter sogar länger, weil man älter geworden ist? Auch hier sind die Variablen ausschlaggebend, um eine ungefähre Aussage zu machen. Wurde zwischenzeitlich hormonell verhütet, sind Erkrankungen dazugekommen, wie lange hat es beim ersten Kind gedauert? Auch muss sich der weibliche Zyklus nach einer Schwangerschaft und möglicher Stillzeit erst wieder ordnen und einpendeln. Und diese Variablen müssen mit zwei multipliziert werden, weil sich natürlich auch die Umstände und Voraussetzungen beim Partner geändert haben können.

Die Wissenschaft unterscheidet bei Paaren, die bereits Kinder haben, entsprechend nicht beim Faktor Zeit, sondern ändert lediglich die Begrifflichkeit ein wenig. Primäre Sterilität wird der Zustand bezeichnet, bei dem ein Paar noch nie schwanger wurde und es über ein Jahr erfolglos versucht. Die sekundäre Sterilität bezeichnet dann den Zustand, wenn ein Paar in der Vergangenheit bereits schwanger war, unabhängig vom Ausgang der Schwangerschaft, und eine erneute Schwangerschaft beim nächsten Kinderwunsch über ein Jahr auf sich warten lässt. Es gibt also einen Zeitraum von etwa zwölf Monaten, der definitionsgemäß als »normal« gilt. Aber denkt immer daran: »Normal« gibt es nicht und Zeit ist bekanntlich relativ.

DAS PERFEKTE ALTER BEI FRAU UND MANN

Hat das Alter Einfluss auf unsere Fruchtbarkeit und unsere Gene? Den zweiten Punkt können wir recht schnell abhandeln: Wenn ich morgens in den Spiegel schaue, finde ich ab und an eine kleine Falte mehr im Gesicht. Vielleicht geht es dir ähnlich. Meine kläglichen Versuche, sie glatt zu streichen oder wegzumassieren, sind ebenso erfolglos wie ernüchternd. Noch deprimierender ist das Wissen darüber und die Feststellung: Das wird nicht besser. Mimik, Schwerkraft, UV-Strahlung und andere Einflussfaktoren hinterlassen ihre sichtbaren Spuren.

Unsere Zellen werden dank der genetisch verankerten Reparaturmechanismen zwar ständig auf Fehler untersucht und diese auch zum großen Teil aussortiert, aber diese Mechanismen werden immer träger. Schaut euch einmal Kinder auf einem Spielplatz an. Sie stehen für die jungen, dynamischen Zellen unseres Körpers. Sie strotzen vor Energie und sind kaum müde zu bekommen. »Noch mal, noch mal« hört man sie rufen. Wenige Meter entfernt sitzen Mama und Papa auf der extra für sie bereitgestellten Bank. Nicht auszudenken, wenn sie ständig stehen müssten. Sie schauen ihrem Schützling verträumt zu und beteiligen sich meist nicht ganz freiwillig an manch kindlicher Spielplatzaktivität. Sie stehen für die älteren Zellen unseres Körpers. Die Fähigkeit, sich zu aktivieren und auf die viel zu enge Rutsche zu klettern, ist durchaus noch vorhanden, aber alles funktioniert etwas langsamer und träger als 30 Jahre zuvor.

So verhält es sich mit dem Alter und den Genen: Sie sind noch da, sie funktionieren, aber alles wird etwas gemächlicher.

Das Thema Fruchtbarkeit und Alter rückt immer mehr in den Fokus, denn bekanntlich werden wir immer älter, bis wir unsere Familienplanung angehen. Ist das ein Problem?

Ich haben es schon angesprochen. Die weibliche Embryologie, also das Entstehen einer Frau, wird begleitet von einem unvorstellbaren Überfluss. Millionen von angelegten Eizellen gehen nach der Geburt eines Mädchens zugrunde und wenige tausend bleiben für die Fortpflanzung zurück. Von diesen circa 300 000 Eizellen dürfen nur etwa 300 den Sprung in den Eileiter wagen, um ein attraktives und gut situiertes Spermium zu finden. Der Rest? Geht unbenutzt verloren. Es gibt quasi nur diese eine Lieferung Eizellen am Anfang der Lebensentstehung einer Frau. Eine Nachbestellung ist nicht möglich. Rückgabe ausgeschlossen. Warum und inwiefern das Auswirkungen auf die Lebensplanung einer Frau hat, erkläre ich gleich.

Männer hingegen gehen geradezu inflationär mit ihrem schwimmenden Genpool um. Ständig wird produziert, verworfen, ins Leere geschossen, das Klo runtergespült und neu produziert. Spermien stehen zu jeder Zeit bereit und jahrzehntelang zur Verfügung. Doch liebe Männer, dies ist leider auch kein Freilos für unendliche Fruchtbarkeit im Alter.

Erstaunlicherweise begegnet uns dieses Konsumprinzip auch im Alltag. Statistisch gesehen machen Frauen häufiger einen nachhaltigen Lebensmittel-Großeinkauf einmal pro Woche. Männer hingegen kaufen eher kleinere Mengen bis zu dreimal pro Woche ein. Ein postevolutionärer Zusammenhang?

Der Großeinkauf an Eizellen am Anfang des Lebens hat entscheidenden Einfluss auf die Fruchtbarkeit einer Frau. Du musst wissen, dass die Eizellen zwar gut geschützt in den Eierstöcken in deinem Bauchraum liegen, aber dennoch äußeren Umwelteinflüssen ausgesetzt sind. Ernährung, Stress, Umgebung, kosmische Strahlung und nicht zuletzt das Alter verlangen den Eizellen und den Reparaturmechanismen einiges ab. Ständig und dauernd werden kleinste Fehler auf der DNS einer Eizelle gefunden und repariert. Über die Jahre kommen immer mehr Fehler hinzu, sodass die Reparaturmechanismen an ihre logistischen Grenzen stoßen und überfordert werden. Es entstehen Fehler. Solche Fehler können dazu führen, dass eine Eizelle selbst den Stecker zieht und zugrunde geht. So etwas nennt man in der Medizin einen programmierten Zelltod. Einen solchen kann man oft an der Haut beobachten, nachdem man einen saftigen Sonnenbrand hatte. Die Hautzellen lösen sich in großen Fetzen vom Untergrund.

Es kann sein, dass durch diese Fehler eine Eizelle nicht genügend ausreift, um zum Sprung anzusetzen, oder dass ihr auf dem Weg durch den Eileiter noch vor der Befruchtung die Puste ausgeht. Es kann aber auch dazu kommen, dass die entstandenen Fehler bei der Befruchtung vervielfältigt werden und die Mission Menscherschaffen zu einem sehr frühen Zeitpunkt abgebrochen wird. Eine frühe Fehlgeburt. Hinzu kommt die Tatsache, dass Frauen ab dem 30. Lebensjahr auch immer öfter Zyklen einstreuen, die gar keinen Eisprung verursachen. Dies hat keinen Krankheitswert, kann den Kinderwunsch aber verzögern. Sehr oft haben Frauen kaum bis gar keinen Einfluss auf diese Abläufe, sodass unter dem Strich nur der Faktor Zeit bleibt. Und da befinden wir uns wieder in statistischen Gefilden.

Geburtenziffer in Deutschland nach Alter der Mütter (je 1.000 Frauen des jeweiligen Alters)

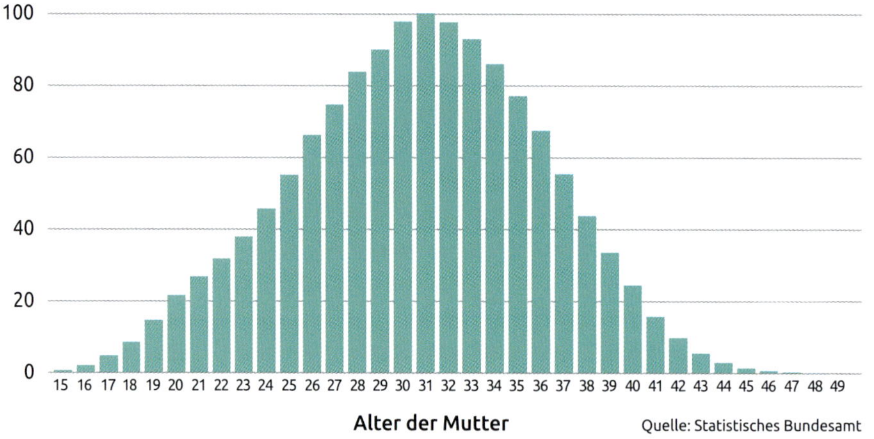

Quelle: Statistisches Bundesamt

Natürlich gibt es Frauen, die mit 50 Jahren (und später) gesunde Kinder bekommen, und natürlich gibt es auch Frauen, die mit 20 Jahren eine Fehlgeburt erleiden. Diese befinden sich aber eher am Rand einer normalverteilten Kurve. Das Optimum an Fruchtbarkeit liegt bei Frauen zwischen dem 20. und 30. Lebensjahr. Wenn man dieses Thema also etwas unromantisch und mathematisch betrachten möchte, entspricht dieser Zeitraum dem perfekten Alter, nach dem so oft gefragt und gesucht wird.

Wie sieht es denn jetzt bei den Männern aus? Auch wenn der männliche Hoden ein Workaholic ist und permanent produziert, begutachtet, verwirft und neu produziert, unterliegen auch die Spermien äußeren Einflüssen und anderen Faktoren, die ein statistisches Fruchtbarkeitsmaximum haben.

Unter prähistorischen Gesichtspunkten war der Mann nicht für die Monogamie gedacht, deshalb auch die vielen Millionen potenziellen Nachkommen in wenigen Millilitern Ejakulat. Es ging darum, den eigenen Bestand zu sichern, seine Gene weiterzugeben. Damals wie heute kann man von einem wahnsinnigen Überfluss sprechen. Viele Millionen Spermien suchen den Weg zu einer einzigen Eizelle. Ein (selten auch mehr) Spermium setzt sich schließlich durch und führt zum (meist) gewünschten Erfolg.

Spermien sind zum Großteil Transportmedium für die kostbare Fracht im Kopf des Spermiums, das Erbgut. Das Erbgut mag noch so vollendet und perfekt sein, der ganze Erfolg der Operation hängt vom Schwanz des Spermiums ab. Er bestimmt die Beweglichkeit und die Geschwindigkeit, mit der sich ein Spermium fortbewegen kann. Die Spermienqualität definiert sich jedoch nicht nur über die Beschaffenheit der Samenzelle, sondern insbesondere auch über die sie umgebende Flüssigkeit. Sie ist quasi das Nährmedium der Spermien und kann durch äußere Einflüsse wie kosmische Strahlung, Ernährung und vor allem Nikotin- und Alkoholgenuss beeinträchtigt werden. Die Beschaffenheit der Samenzelle und die Qualität der sie umgebenden Flüssigkeit machen zum großen Teil die Fruchtbarkeit des Mannes aus. Sind diese Faktoren eingeschränkt, sinkt für das betroffene Paar die Wahrscheinlichkeit, schwanger zu werden.

Die tägliche Spermaproduktion mag zunächst nach einem vorteilhaften Prinzip klingen: Man hat immer backfrische Spermien zur Verfügung. Aber wo viel gearbeitet wird, können sich auch viele Fehler einschleichen. Und diese Fehler häufen sich mehr und mehr, je älter der Mann wird. Ab dem 40. Lebensjahr nimmt die Fruchtbarkeit stetig ab. Die Spermien werden pro Milliliter nachweislich weniger und auch die Beweglichkeit ist zunehmend eingeschränkt. Einige Männer leider im Alter ebenfalls unter einer erektilen Dysfunktion. Selbst wenn Zuneigung, Liebe und Umfeld völlig intakt sind, ist eine Erektion erschwert oder gar nicht möglich. Wo man im Pubtertätsalter noch die ein oder andere peinliche Situation durch schmerzhaftes Schnippen oder fahrige Ausreden zu vermeiden suchte, kämpft man im etwas höheren Alter um Erklärungen und Argumente, warum es gerade nicht so klappt, wie gewohnt. Je schwieriger es ist und je länger die Erektion auf sich warten lässt, desto mehr Druck verspürt Mann und desto frustrierter winkt er nach wenigen Minuten ab.

Man ist als Paar nicht nur emotional eine Einheit, sondern auch, wenn es um das Thema Kinderwunsch geht.

Man sollte nie den Fehler machen, die Fruchtbarkeit beider Partner getrennt voneinander zu betrachten, sondern immer das große Ganze sehen. Lebensgewohnheit, Körperstatur, Medikamente, Vorgeschichte, Stress, Ernährung. Die Liste an Einflussfaktoren auf die Fruchtbarkeit ist lang. Das ist die schlechte Nachricht. Die gute Nachricht ist, dass man einige dieser Punkte maßgeblich beeinflussen kann. Natürlich ist das Internet voller Informationen über diese Thematik. Ergänzend zu recherchieren ist auch nie verkehrt. Der erste Schritt sollte aber zunächst immer zu jemandem führen, die sich mit dem Thema gut auskennt. In diesem Fall ist das die Frauenärztin.

DEN ZYKLUS KENNENLERNEN

Und damit herzlich willkommen in meinem absoluten Must-Know-Thema. Das Wissen über den eigenen Zyklus ist aus der Rubrik Familienplanung nicht wegzudenken und wichtigster Bestandteil bei der Verwirklichung des Kinderwunsches. Es geht nämlich um ein recht simples Prinzip: Timing.

Timing hat bei Familienplanung einen riesigen Stellenwert. Heutzutage muss alles zeitlich abgestimmt und kalkulierbar sein. Ist es das nicht, verliert sich das menschliche Gehirn schnell in Chaos, Unsicherheit und Unordnung. Was ich dir jetzt sage, meine ich auch so und ich werde dir erklären, warum: Der weibliche Zyklus ist für mich der da Vinci unter den körperlichen Abläufen eines Menschen. Unberechenbar, unterschätzt, oft unverstanden und unbeschreiblich faszinierend und genial.

Ich will dir erklären, was ich damit meine: Stell dir nicht die Menschheit von heute vor, sondern lass uns gedanklich kurz eine Reise zu unseren haarigen Vorfahren mit den großen Schädeln machen. Der weibliche Zyklus samt Periode kostet nicht nur wertvolle Energie, sondern macht auch verwundbar. Bis zu 60 Milliliter Blut verliert eine durchschnittliche Frau Monat für Monat. Blut, das das Element Eisen enthält. Eisen wiederum transportiert nicht nur den lebenswichtigen Sauerstoff durch den Körper, sondern war im Paläolithikum auch recht schwer zu beschaffen. An eisenhaltigen Lebensmitteln wie Fleisch, Getreide, manchen Nüssen und Früchten mangelte es zwar nicht, es war aber äußerst beschwerlich und zum Teil lebensbedrohlich, da ranzukommen. Schon mal ein Mammut gejagt?

Die Folge von zu wenig Eisen im Blut ist eine Eisenmangelanämie, eine Art Blutarmut. Diese macht müde, schlapp und antriebslos, was zur damaligen Zeit nicht unbedingt die perfekten Voraussetzungen zum Überleben waren. Schon mal von einem Mammut gejagt worden? Ich glaube, müde, schlapp und antriebslos sind nicht gerade die Eigenschaften, die man braucht, um sich erfolgreich vor Feinden in Sicherheit zu bringen. Selbst heute unter optimalen Ernährungsbedingungen ist die Eisenmangelanämie allgegenwärtig und schwer in den Griff zu bekommen. Trotz gesicherter Lebensmittelversorgung. Trotz Eisentabletten. Immer noch ist nicht gänzlich geklärt, warum Frauen Monat für Monat Schleimhaut aufbauen und ohne Schwangerschaft wieder abstoßen. Warum nicht einfach eine Schleimhaut behalten und warten? Diese Antwort bleibe ich vorerst schuldig. Ich kann und werde aber erklären, wie so ein Zyklus funktioniert und welche Abläufe dabei ausschlaggebend sind. Schaut man sich einmal eine zusammenfassende Grafik eines Zyklus (siehe Abbildung unten) an, wird man schier erschlagen von gegenseitigen Bedingungen, Rückkopplungen und Variablen.

Um die Details verstehen zu können, müssen wir zunächst beleuchten, welche Organe und Regionen für den weiblichen Zyklus ausschlaggebend sind. Der Einfachheit halber fangen wir oben an, im Zwischenhirn. Hier wohnen der Hypothalamus und die Hypophyse. Bevor du jetzt schwitzige Hände bekommst, weil du diese Begriffe noch nie gehört oder bereits erfolgreich wieder vergessen hast, kann

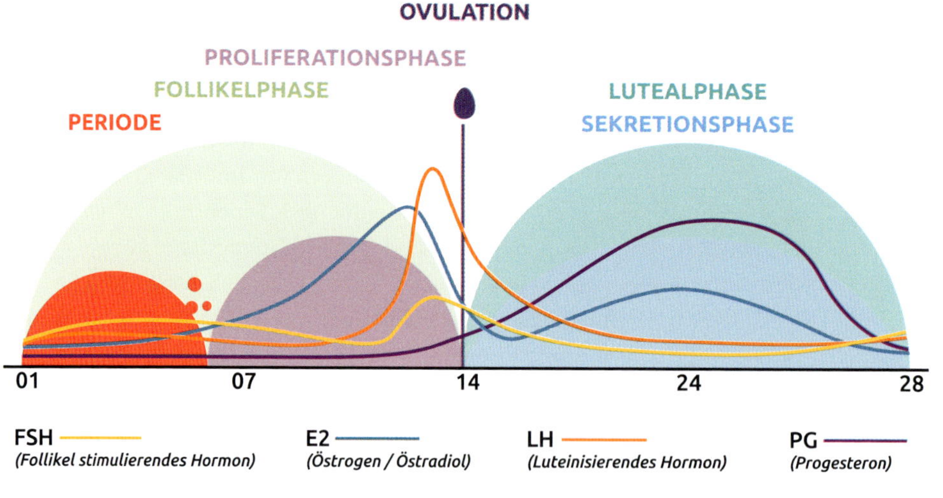

ich dich beruhigen: Es ist ganz einfach. Diese beiden Bereiche produzieren wichtige Hormone für den weiblichen Zyklus. Diese Hormone steuern und bedingen die nächsten wichtigen Organe: die Eierstöcke der Frau. Sie sind nicht nur Heimat der Eizellen, sondern produzieren auch selbst Hormone. Sehr wichtige Hormone, die du vielleicht bereits kennst: Östrogen und Progesteron. Alle Hormone und Organe bedingen und beeinflussen einander, womit wir wieder bei den schwitzigen Händen und dem großen Fragezeichen wären, dass dir vermutlich gerade über dem Kopf schwebt.

Stell dir ein kleines Unternehmen vor. Es gibt eine Chefin sowie eine Handvoll Mitarbeiter. Die Hierarchie ist wünschenswert flach. Jeder hat etwas zu sagen, alle hören aufeinander. Die Chefin gibt zwar den Takt an und entscheidet wie, wann und was gearbeitet wird, bekommt aber selbst ständig Rückmeldung und Vorschläge ihrer Mitarbeiter, die sie entsprechend wahrnimmt und umsetzt. Einen solchen Arbeitsplatz wünscht man sich.

In unserem Zwischenhirn sitzt jetzt also die Chefin mit ihrer rechten Hand. Hypothalamus und Hypophyse. Du erinnerst dich. Sie geben über den Tag verteilt immer wieder Befehle in Form von Hormonen frei. Alles funktioniert ein wenig wie stille Post. Der ursprüngliche Hormonbefehl wird weitergegeben und reicht bis in die Eierstöcke, die nun die Befehlskette vollenden und selber Hormone freisetzen, die wiederum großen Einfluss auf den Körper und die Psyche der Frau haben.

Eines darf man bei den abstrakten und unsichtbaren Abläufen dieser kleinsten Moleküle nicht vergessen: Der Einfluss auf den Organismus Mensch ist immens. Dass einige Frauen vor ihrer Periode dünnhäutiger werden, Hungerattacken bekommen, gesteigerte Lust verspüren oder sich aufgebläht und unleidlich fühlen, liegt genau daran. Hormonschwankungen bleiben meist nicht unbemerkt und genau das ist der Punkt, den man sich bei der Familiengründung zunutze machen kann. Dazu gleich mehr.

Schauen wir erst noch mal auf die flache Hierarchie im Unternehmen Zyklus. Die Chefin im Zwischenhirn bekommt ständig Rückmeldung, wie viele Hormone im Körper unterwegs sind, und passt ihre

Befehle entsprechend an. Dieser Rückkopplungsmechanismus ist ein einzigartiger und perfekt harmonisierter Ablauf, der in den meisten Fällen Monat für Monat beständig funktioniert. Viele Frauen spüren diese Hormonschwankungen im eigenen Körper. Diese Zeichen richtig einzuordnen, ist ein wichtiger und wesentlicher Faktor bei der Verwirklichung des Kinderwunschs. Es ist dein Körper, der dir sagt, wann der Eisprung stattgefunden hat.

Ich möchte dir jetzt beispielhaft fünf Reaktionen deines Körpers vorstellen, die du vielleicht Monat für Monat wahrgenommen, aber nicht auf deine Hormone und deinen Zyklus zurückgeführt hast. Sobald du lernst, diese Signale richtig zu deuten, hast du einen enormen Schritt in Richtung Selbstwahrnehmung gemacht. Viele Frauen fühlen sich dadurch wohler, selbstbewusster und sogar weiblicher.

Wissen schafft Vertrauen

Hormone – Zeichen deines Körpers

Empfindlicher Bauch Über die Hälfte der Frauen empfinden den eigenen Bauch in der Mitte des Zyklus für wenige Tage als empfindlich und sensibel. Einige fühlen sich aufgebläht. Selbst Berührungen werden als unangenehm wahrgenommen. Grund dafür ist die vermehrte Durchblutung von Gebärmutter und Eierstöcken aufgrund der ansteigenden weiblichen Hormone Östrogen und Progesteron.

Vaginalsekret (Fluor) Bei vielen Frauen nimmt das Vaginalsekret zur Zyklusmitte, also zum Eisprung hin, zu.

Vielleicht hast du dies auch schon einmal bemerkt, und du hast instinktiv an eine Infektion gedacht. Meistens sind aber nicht Bakterien, sondern deine eigenen Hormone die Ursache für dieses Phänomen. Vor allem Östrogen führt dazu, dass das Vaginalsekret zunimmt und die Konsistenz dünnflüssiger wird, damit die Spermien besser durch den Gebärmutterhals gelangen, um ihre geliebte Eizelle zu finden.

Temperatur Deine Körpertemperatur fällt vor dem Eisprung um 0,5 Grad ab, um nach dem Eisprung wieder um 0,5 Grad anzusteigen. Die Hormone sind also in der Lage, den kompletten Wärmehaushalt zu beeinflussen. Viele Frauen machen sich dies bei der Familienplanung zunutze und registrieren so ihren eigenen Eisprung.

Stimmung 60 Prozent der Frauen (und Männer) kennen es: Das monatliche Erdbeben. Auch wenn viele Frauen registrieren, dass sie dünnhäutiger, emotionaler, aggressiver, einfach sensibler für jedwede Stimmung sind, können sie es nicht verhindern oder gar beeinflussen. Auch hier spielen uns die Hormone einen Streich. Übrigens kann sich keiner den evolutionären Sinn dieses Umstands erklären. Es wird weiter geforscht. Die gute Nachricht ist: Es geht vorbei.

Sexuelles Verlangen Hier ist der evolutionäre Sinn eindeutig: Frauen in ihrem fruchtbaren Fenster – also kurz vor bis kurz nach dem Eisprung – haben ein gesteigertes und teilweise auch extremes sexuelles Verlangen. Alles ist auf Fortpflanzung programmiert. Der Geruchssinn und auch andere Sinne ändern sich ganz zum Vorteil des Partners. In ihren Augen ist der Partner nun die Inkarnation der Begierde.

Dos und Don'ts

Beim eigenen Kind möchte man natürlich nach Möglichkeit alles richtig machen. In der heutigen Welt ist eine Fülle von Informationen binnen Sekunden über die nächste Suchmaschine verfügbar. Doch was sind das für Informationen? Wer hat sie publiziert? Können wir auf ihre Richtigkeit hoffen und vertrauen?

>> Dos

Ernährung

Das Thema bietet Stoff für ein eigenes Buch und ist so individuell wie du und ich. Ich versuche kompakt darzustellen, worauf es bei der Babyplanung, aber auch später in der Schwangerschaft, ankommt. Folgende

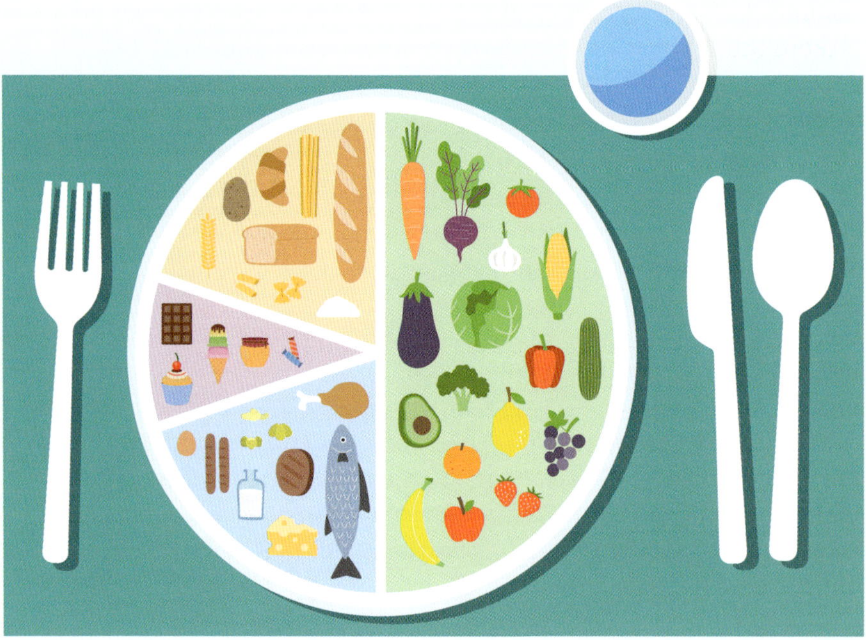

Ernährungsweisen gelten also nicht nur vor, sondern vor allem auch während der Schwangerschaft. Du darfst also später gern zu diesen Seiten zurückblättern. Ein großes Schlagwort ist die ausgewogene Ernährung. Was ist das eigentlich? Stell dir einen leeren Teller vor, den wir jetzt imaginär füllen. Dabei ist die Tageszeit egal. Es kommt nämlich auf die Lebensmittel und deren Menge an:

- Reichlich: Obst, Gemüse, Hülsenfrüchte, Vollkornprodukte
- Mäßig: tierische Produkte wie Milch, Käse, Eier, fettarmes Fleisch, Fisch
- Wenig: sehr fettige und sehr süße Lebensmittel

Die Lebensmittel aus der Rubrik »reichlich« solltest du zwei- bis dreimal pro Tag auf deinem Teller vorfinden, und sie sollten auch mindestens die Hälfte deines Tellers einnehmen. Die andere Hälfte des Tellers kannst du einmal am Tag zu zwei Dritteln mit den Lebensmitteln der Rubrik »mäßig« füllen und das übrig gebliebene Drittel bleibt für die kleinen Sünden. Klar darfst du mal ein Stück Schokolade, eine Kugel Eis oder das leckere Stück Kuchen deiner Oma genießen, aber eben in Maßen.

Vegetarische und vegane Ernährung

Für Vegetarierinnen und Veganerinnen gilt Entsprechendes, nur fallen viele tierische Produkte weg, was kein größeres Problem darstellen sollte, wenn vor allem bei veganer Ernährung auf die Supplementierung von wenigen Mikronährstoffen geachtet wird. Schon wenn der Kinderwunsch in dir aufkommt, solltest du als Vegetarierin oder Veganerin deine Versorgung mit kritischen Nährstoffen ärztlich überprüfen lassen. Kritisch sind vor allem Vitamin B12, DHA (Docosahexaensäure), Zink, Protein, Eisen, Kalzium, Jod und Omega-3-Fettsäuren.

Man darf nicht vergessen, dass man in der Schwangerschaft einen Mehrbedarf an vielen Mikronährstoffen hat. Ein großes Thema ist Eisen. Viele Frauen entwickeln eine sogenannte Eisenmangelanämie. Diese kann nicht nur die Mutter schwächen, sondern auch das Kind weniger gut mit dem wichtigen Sauerstoff versorgen. Die aktuellen Studien sind

>>

sich einig, dass auf Eisen ein besonderes Augenmerk gelegt werden sollte. Vor allem der Genuss von eisenhaltigen Lebensmitteln, wie zum Beispiel Hülsenfrüchte und Vollkorn-Getreideprodukte, in Kombination mit Vitamin-C-reichen Lebensmitteln, wie zum Beispiel Zitrusfrüchte, verbessert die Aufnahme.

Nahrungsergänzung
Der Markt ist riesig und aus den vielen Regalen leuchten einem immer wieder die strahlenden Augen einer offensichtlich kerngesunden und glücklichen Schwangeren entgegen. Auf der Rückseite der Verpackung werden viele Vitamine und Spurenelemente aufgelistet, die offenbar unverzichtbar für Schwangere und ihre ungeborenen Babys sind. Man fragt sich, welche Art von Nahrungsergänzung unsere Eltern und Großeltern hatten, damit wir überhaupt geboren werden konnten. Machen wir es kurz: Schaden richten die meisten Vitamine nicht an.Unser Körper nimmt sich, was er braucht, und scheidet den Rest aus. Eine Ausnahme gilt für die fettlöslichen Vitamine. Diese können sich im Körper anreichern und dementsprechend auch überdosiert werden. Bevor man also Vitamin A, D, E oder K zusätzlich zu sich nimmt, sollte man Rücksprache mit der Ärztin halten. Wirklich nötig hat der weibliche Körper vor und in der Schwangerschaft vor allem zwei Dinge: Jod und Folsäure.

Folsäure ist zum einen schwer über die normale Ernährung aufzunehmen, entsprechend leer sind die Speicher, und zum anderen verhindert Folsäure beim Baby Neuralrohrdefekte. Es wird empfohlen, möglichst schon vier Wochen vor einer geplanten Schwangerschaft mindestens 400 µg Folsäure zusätzlich zu sich zu nehmen.

In Deutschland leben wir zum Großteil in einem Jodmangelgebiet. Unser Körper benötigt Jod als essenzielles Spurenelement. Das bedeutet, dass er es nicht selbst herstellen kann. Jod ist enorm wichtig für die Schilddrüsenhormone, welche wiederum auf das zentrale Nervensystem der Mutter und vor allem des Kindes einen großen Einfluss haben. Die

>>

Plazenta filtert die mütterlichen Schilddrüsenhormone heraus, sodass das ungeborene Kind selbst die Produktion übernehmen muss. Es ist jetzt nicht nur wichtig, jodiertes Speisesalz zu nutzen, sondern zusätzlich 150 µg Jod in Form von Nahrungsergänzungsmitteln zu sich zu nehmen, sofern die Mutter schilddrüsengesund ist.

Sehr beliebt ist die Supplementierung mit jodhaltigen Algen oder Algenextrakten. Aber Vorsicht: Der Jodgehalt dieser Produkte schwankt stark. Ein ungesundes Zuviel wurde stichprobenartig genauso nachgewiesen wie verschwindend geringe Jodanteile. Außerdem enthielten einige Proben Giftstoffe, die in gewissen Mengen ebenfalls schaden.

Bewegung und Sport

Jede Zelle braucht Blut. Unser Körper, also wir, existiert nur, solange überall Blut vorhanden ist. Versiegt diese wertvolle Flüssigkeit, sterben unsere Zellen ab und damit auch wir. Eine gute Durchblutung ist für unsere Zellen so erholsam wie für uns selbst ein Sonntagvormittag im Bett. Warum nicht erholt und ausgeschlafen ein bisschen wandern oder schwimmen gehen? Den Kreislauf anzuregen, erhöht nicht nur unsere Herzfrequenz und unseren Blutdruck, es spült auch unser Gefäßsystem bis in die letzte kleine Kapillare, was sich bei den meisten in einem roten Kopf äußert. Aber nicht nur die Kapillaren des Kopfes sind gut durchblutet, sondern auch Eierstöcke und Hoden. Die leuchten dann natürlich nicht rot, aber bekommen eine Menge Sauerstoff und Nährstoffe ab, die wichtig für die Fruchtbarkeit sind. Toller Nebeneffekt: Ihr fühlt euch attraktiver und werdet mitunter sogar ungeliebte Fettdepots los.

Gesundheitscheck

Ein Arztbesuch vor dem Projekt Kinderwunsch ist ein wichtiger Schritt. Jetzt ist die Zeit, sich auf die Suche nach eurem Impfheftchen zu machen, denn der Blick auf die stattgefundenen Impfungen ist sehr wichtig. Sobald du einen positiven Test in der Hand hältst, ist dein Baby auf

>>

deine Antikörper angewiesen. Nur wenige Impfungen können in der Schwangerschaft nachgeholt werden. Außerdem werden deine Vitalparameter, also Blutdruck, Puls und Blutwerte angeschaut. Gerade Schilddrüsenfunktionsstörungen können die Fruchtbarkeit einschränken und sind verhältnismäßig leicht zu behandeln, wenn man sie denn kennt. Die Gynäkologen schauen mit dem Ultraschall, ob es Auffälligkeiten an deiner Gebärmutter oder Eierstöcken gibt, die eine Schwangerschaft behindern könnten. Und wenn wir schon bei unliebsamen Arztbesuchen sind, gehört der Zahnarztbesuch bei Kinderwunsch auch auf die To-do-Liste. Chronische Zahnfleischentzündungen können nachweislich für frühe Fehlgeburten ursächlich sein.

Schlaf

Schlaf ist Erholung. Schlaf stresst nicht. Er ist quasi der Resetknopf deines Körpers. Versuche deinen Schlaf zu zelebrieren, mach ein Ritual daraus. Schlafhygiene beginnt schon vor dem Augenschließen. Waschen, Zähne putzen, Fenster auf, durchlüften und anschließend das Lieblingsbuch oder Hörbuch zur Hand nehmen. Tag für Tag. Geh so zu Bett, dass du auf mindestens sieben Stunden Schlaf kommst. Die meisten Menschen haben lediglich eine Tiefschlafphase von drei Stunden, aber auch der sogenannten REM-Schlaf und die leichten Schlafphasen sind wichtig, um Erlebtes zu verarbeiten. Unser komplettes Hormonsystem ist von unserem Schlaf abhängig. Zu wenig Schlaf führt zur verschobenen Ausschüttung von Melatonin und Kortison, welche wiederum andere Hormone direkt und indirekt beeinflussen.

>> Don‘ts

Es gibt Dinge, die man schon so oft gehört hat, dass man sie gar nicht mehr wahrnimmt. Zum Beispiel diese: Rauchen ist ungesund. Alkohol ist ungesund. Extremes Über- oder Untergewicht ist ungesund.

>>

Mein Tipp: Versuche diese Aussagen gerade jetzt wieder wahrzunehmen und zu verstehen. Diese drei Punkte sind nämlich laut Studien absolute Fruchtbarkeitskiller.

Rauchen

Kein anderer Faktor schränkt derart akut und langfristig die Spermienqualität und die Qualität der Eizellen ein wie das Rauchen. Nikotin ist dabei natürlich auch ein Faktor, aber oft vergessen und unterschätzt werden die Schadstoffe im Tabakrauch wie Cadmium, Benzol und Kohlenmonoxid. Sie sind hauptverantwortlich und ursächlich für die Einschränkung der Fruchtbarkeit.

Alkohol

Übermäßiger Alkoholkonsum führt nicht nur zu Schäden an der Leber, die nun weniger Giftstoffe eliminieren kann, sondern verformt nachweislich die Spermienköpfe und schränkt bei der Frau die Funktion des Gelbkörpers nach der Befruchtung ein.

Über- oder Untergewicht

Über- oder Untergewicht hat große Auswirkungen auf das Hormonsystem, die sich dann auf die körperlichen Grundfunktionen niederschlagen, und andere Nebenschauplätze wie den weiblichen und männlichen Zyklus stark einschränken oder gar komplett lahmlegen.

Außerdem beeinflussen alle drei Punkte deinen genetischen Pool. Moleküle wie Ethanol und Nikotin beeinflussen direkt und indirekt dein Erbgut und verändern es. Über- und Untergewicht beeinflusst epigenetisch sogar die Generationen nach dir. Wenn also Paare mit Kinderwunsch zu mir kommen, spreche ich erst einmal ganz ausführlich über die Dinge, die das Paar jetzt nicht machen sollte und erst im Anschluss über Dinge, die zu tun sind, um die Fruchtbarkeit zu optimieren.

PSYCHE UND PARTNERSCHAFT

Der Leidensdruck von Paaren mit unerfülltem Kinderwunsch gleicht dem von Krebspatienten. Durch diese Aussage lässt sich erahnen, welch emotionales Pulverfass hier nur darauf wartet, gezündet zu werden. Fortpflanzung ist seit jeher der Inbegriff von Lebensaufgabe und -sinn. Der Wunsch nach Nachwuchs hat jedoch evolutionär gesehen zwischen den Geschlechtern eine unterschiedliche Gewichtung, weshalb es auch unter heutigen Bedingungen, in denen sich Mann und Frau immer mehr annähern, Reibungspunkte gibt. Will heißen, eine bis dato gut funktionierende Partnerschaft kann bei aufkommendem Babywunsch ziemlich belastet werden.

Das zeigt schon die anfangs beschriebene ungleiche Verteilung von befruchtungsfähigen Zellen. Trotz gesellschaftlicher Anpassungen bleiben genetisch geprägte Bedürfnisse oft rudimentär bestehen. Frauen wünschen sich eher und früher eigenen Nachwuchs. Männer denken sehr oft zum ersten Mal über dieses Thema nach, wenn die Frau am abendlichen Esstisch danach fragt. Verdutzt, überrumpelt und ein Stück überfordert winken diese dann erst einmal ab, um anschließend keinen einzigen Gedanken mehr an das Thema zu verschwenden. Mann nennt das Eigenschutz. Die Taktik ihrer Männer ist den Frauen natürlich nicht fremd und so wird das Thema immer wieder angesprochen.

Frauen hingegen sprechen das Thema »Kinder kriegen« schon im pubertären Alter mit den besten Freundinnen durch und denken spätestens dann intensiv darüber nach, wenn im eigenen Freundeskreis die ersten Kugelbäuche unterwegs sind und einen die tägliche Flut an Babybildern über Messenger und soziale Medien schier dazu drängen, ebenfalls über Nachwuchs nachzudenken. Und so sitzt man wieder mit seinem Partner beim Abendessen und fühlt verbal noch mal vorsichtig nach, wie die aktuelle Lage mittlerweile ist. An diesem Punkt gibt es einen Scheideweg: Wird das Thema besprochen, angegangen und eine Lösung gefunden oder endet es in allgemeiner Gereiztheit?

Bleibt im Gespräch!

Dieses Szenario ist natürlich klischeebehaftet, verallgemeinernd, überspitzt und etwas provokativ. Aber mit wahrem Kern. Ganz ähnliche Verläufe sind nicht selten möglich. Wichtig ist, die Kommunikation aufrechtzuerhalten und bei unterschiedlichen Auffassungen Kompromisse und Lösungen zu finden. Man kann dieses Thema als große Hürde in einer Partnerschaft sehen. Ihr müsst sie nicht sofort gemeinsam und als Team überwinden. Ihr müsst davor aber auch nicht zurückschrecken und kehrtmachen. Überlegt, wie und vor allem wann ihr versucht, diese Hürde zu nehmen. Vergesst dabei den evolutionären Gedanken nicht:

Die Gene von damals beeinflussen uns noch heute und werden uns auch noch in Hunderten von Jahren begleiten.

Früher wurde Sex zwangsläufig mit einer möglichen Schwangerschaft in Zusammenhang gebracht. Wer Geschlechtsverkehr hatte, musste damit rechnen, Eltern zu werden. Durch die heutigen Möglichkeiten der Verhütung wurde Sex vom Gedanken ans Kinderzeugen entkoppelt. Ganz im Gegenteil. Sex ohne Verhütung fühlt sich auf einmal wagemutig und verrückt an. »Es könnte jetzt tatsächlich passieren.« Ihr dürft nicht vergessen, dass die Pille noch nicht mal im Rentenalter ist. Das Differenzieren zwischen Sex und Fortpflanzung ist neu für uns. Nicht nur für die Frauen, sondern auch für die Männer.

ES KLAPPT NICHT, UND JETZT?

Ich habe dir bereits erzählt, nach welchem Zeitraum wir von »es klappt nicht« sprechen sollten. Jetzt sehen wir uns an, welche Möglichkeiten es gibt, euren Wunsch dennoch zu erfüllen.

Bevor die Suche nach Lösungen beginnt, muss zunächst der Grund identifiziert werden. Die Ursachenforschung ist nicht selten kräftezehrend und eine wahre Geduldsprobe. Je nach zugrundeliegender Problematik unterscheidet sich das weitere Vorgehen immens. Eine künstliche Befruchtung in einer Kinderwunschklinik ist zum Beispiel gar nicht unbedingt nötig, wenn das Problem im weiblichen Zyklus liegt und mit kleinen Veränderungen in den Griff zu bekommen ist. Vielleicht ist die zweite Zyklushälfte nicht stabil, und es liegt eine sogenannte Gelbkörperschwäche vor. Vielleicht werden aber auch die Follikel, also die Eibläschen, nicht richtig ausgebildet. Vielleicht ist auch das Sperma des Mannes minimal eingeschränkt und mit einem Lifestyle-Change und etwas Zeit ist auch dieses Problem relativ unkompliziert zu beheben.

Der Faktor Zeit wird uns bei dieser Thematik immer wieder begegnen. Man möchte dem Paar natürlich Zeit geben, um möglichst ohne Druck und Interventionen zum Ziel zu gelangen, muss aber auch bedenken, dass eine mögliche Kinderwunschbehandlung höhere Chancen auf eine Schwangerschaft mit sich bringt, je früher man damit beginnt. Es gilt also einen Mittelweg zu finden. Daher gebe ich meinen Patienten frühzeitig ein paar Hausaufgaben mit, die ich dir in den Kapiteln zuvor schon teilweise nahegelegt habe. Schon wenn sich der Wunsch nach einer Schwangerschaft in dir regt, solltest du dich bei deiner Frauenärztin melden. Auch wenn ihr gesund seid und alles gut ist. Mein Tipp: Man kann das Thema Kinderwunsch auch bei einem Routinetermin ansprechen, zum Beispiel im Rahmen der regelmäßigen Krebsvorsorge.

Was ich mache: Ich achte bereits bei der Untersuchung auf anatomische Auffälligkeiten. Per Ultraschall schaue ich mir die inneren Organe an. Wie sieht die Gebärmutter aus, wie sehen die Eierstöcke aus, gibt es Hinweise auf eine Infektion oder andere Auffälligkeiten? Wurden alle notwendigen Impfungen durchgeführt oder sollte etwas aufgefrischt werden? Ich frage nach dem Zyklus und seiner Regelmäßigkeit. Wird der Eisprung bemerkt? Werden bereits Methoden wie NFP (Natürliche Familienplanung) angewandt? Ich gebe Tipps für das richtige Timing und Vorgehen beim Thema Kinderwunsch und versuche den Faktor Zeit zu relativieren. Es muss eben nicht sofort funktionieren. Abschließend bespreche ich zusammen mit der Patientin – auch gern mit Partner – wie das weitere Vorgehen aussehen wird. Wann sollen sie wiederkommen, falls es nicht klappt? Was kann man noch machen und wie geht es weiter? Und genau die letztgenannten Fragen würde ich im Folgenden gern mit dir besprechen: Wer kann uns wie und wann helfen?

In der Frauenarztpraxis

Neben Lifestyle, Vorerkrankungen sowie Medikamenteneinnahme werden in der Frauenarztpraxis auch die anatomischen und biochemischen Voraussetzungen untersucht. Ein besonderer Fokus kann dabei zusätzlich auf den Zyklus der Frau gelegt werden.

Natürliche Familienplanung

Viele hormonelle Veränderungen zeigen sich ganz deutlich am weiblichen Körper. Ein gutes Gefühl für den eigenen Körper ist wichtig, um das Timing zur Erfüllung des Kinderwunschs zu optimieren. Temperatur, Zervixschleim und Muttermund unterliegen den Veränderungen des Zyklus. Wenn du dich mit den Methoden der natürlichen Familienplanung vertraut machst, kannst du deine fruchtbaren Tage selbst erkennen. Außerdem merkst du schnell, wie regelmäßig dein Zyklus funktioniert. Am besten klappt es, wenn du ein Zyklusblatt führst (Kopiervorlage siehe S. 38). Zusammen mit deiner Frauenarztpraxis kannst du bereits hier Rückschlüsse auf mögliche Unstimmigkeiten ziehen und für Optimierung sorgen.

Mein Zyklus

Zyklus-Nr.: ☐☐☐ **Monat & Jahr:** ☐☐ ☐☐☐☐

Datum																																			
Besonderheiten & Störungen																																			
37,1																																			
37,0																																			
36,9																																			
36,8																																			
36,7																																			
36,6																																			
36,5																																			
36,4																																			
36,3																																			
36,2																																			
36,1																																			
36,0																																			
Zyklustag	1	2	3	4	5	6	7	8	9	10	11	12	13	14	15	16	17	18	19	20	21	22	23	24	25	26	27	28	29	30	31	32	33	34	35
Periode																																			
Zervixschleim																																			
Muttermund																																			
Eisprungtest																																			
Mittelschmerz																																			
Brustsymptom																																			
Sex ♥																																			

Notizen: ______________________________

____

Zyklusmonitoring

Mittels Blutuntersuchung und Ultraschall wird der Zyklus im Detail angeschaut. Passen die bestimmten Hormone im Blut mit dem Zyklustag überein und sieht man die Auswirkungen der Hormone auch an den Zielorganen Gebärmutterschleimhaut und Eierstöcke?

Ovulationstests

Zusätzlich zu den beiden oben genannten Punkten helfen dir sogenannte Ovulationstests (Eisprungtests), deinen Zyklus besser zu lesen.

Stimulation

Gerade bei hormonellen Störungen, wie zum Beispiel dem PCOS (Polyzystisches Ovarsyndrom), kann es hilfreich sein, den Eierstöcken mittels medikamentöser Stimulation etwas unter die Arme zu greifen. Diese Medikamente sollen helfen, die Follikel (Eibläschen) zum Wachstum anzuregen und so zum Eisprung zu führen.

Eisprung auslösen

Wieder andere Medikamente können den gewachsenen Follikel dabei unterstützen, zu »springen« und die Eizelle auf die Reise zu schicken. Durch eine Hormontherapie kommt es in etwa 30 Prozent der Fälle zu einer Schwangerschaft. Wichtig: Ohne funktionierende Spermien kann man den Zyklus optimieren und stimulieren wie man möchte. Ein Spermiozytogramm des Mannes sollte spätestens vor der hormonellen Stimulation der Frau vorliegen.

Gebärmutterspiegelung und Eileiteruntersuchung

Sollte per Ultraschall der Verdacht auf eine Fehlbildung oder andere Störfaktoren aufgekommen sein, oder klappt es trotz eines perfekten Spermiozytogramms und eines uhrwerksartigen weiblichen Zyklus weiterhin nicht mit der Schwangerschaft, kann eine diagnostische Gebärmutterspiegelung nötig werden. Mit einer kleinen Kamera wird unter Vollnarkose die Gebärmutterhöhle untersucht. Eine Bauchspiegelung und Eileiterdurchspülung mit einem Farbstoff kann zusätzlich Hinweise darauf geben, ob die Eileiter durchlässig sind.

Eine etwas neuere Methode ist die Eileiteruntersuchung ohne Operation. Hier wird in der Praxis und entsprechend ohne Narkose mittels eines dünnen Katheters, der in die Gebärmutter eingeführt wird, ein Kontrastmittel in die Gebärmutterhöhle gegeben. Dieses Kontrastmittel lässt sich per vaginalem Ultraschall darstellen und ermöglicht den Ärzten die Überprüfung der Durchgängigkeit der Eileiter.

All diese Punkte sind ein laufender Prozess und werden Schritt für Schritt abgearbeitet. Sollte es weiterhin nicht klappen, gibt es aber noch immer keinen Grund aufzugeben. Die Hoffnung ruht aber jetzt auf einer spezialisierten Kinderwunschklinik.

In der Kinderwunschklinik

Frauenarztpraxis und Kinderwunschklinik arbeiten im besten Fall Hand in Hand. Das heißt, die Klinik kann auf die Voruntersuchungen und Ergebnisse des betreuenden Gynäkologen zurückgreifen.

Insemination

Sollte die Spermienqualität wiederholt mangelhaft oder die Durchlässigkeit des Gebärmutterhalses erschwert sein, kann eine Insemination erfolgen. Sie stellt quasi eine Zwischenlösung dar. Man spricht dabei noch nicht von künstlicher Befruchtung, aber unterstützt medizinisch den natürlichen Prozess der Befruchtung. Man kann sich das in etwa so vorstellen: Die eingeschränkten Spermien werden durch spezielle Nährlösungen aufbereitet. Quasi als gebe man ihnen einen Energydrink. In diesem Zustand werden sie mittels einer langen Kanüle in die Gebärmutterhöhle gespritzt. Schmerzen bereitet die Kanüle nicht, »angenehm« fühlt sich aber sicher trotzdem anders an.

In-vitro-Fertilisation (IVF)

Sollte es weiter nicht klappen, verwendet man die In-vitro-Fertilisation. Jetzt ist der Zeitpunkt gekommen, von »künstlicher Befruchtung« zu sprechen. Dieses Thema wird ethisch sehr viel diskutiert und durch viele Gesetze strikt eingegrenzt und kontrolliert. Bei der IVF werden nach einer hormonellen Stimulation der Eierstöcke aus dem Körper der Frau Eizellen entnommen. In einem Gefäß (»Petrischale«) bringt man sie mit den Spermien des Partners zusammen. Die Spermien befruchten die Eizellen in der Petrischale und die Embryonen werden in die Gebärmutter zurückgegeben. In Deutschland darf man maximal drei Embryonen im Achtzellstadium einsetzen.

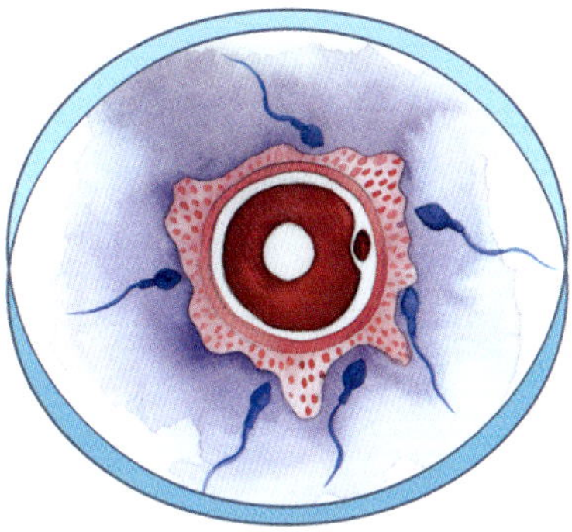

Konventionelle In-vitro-Fertilisation (Künstliche Befruchtung, IVF)

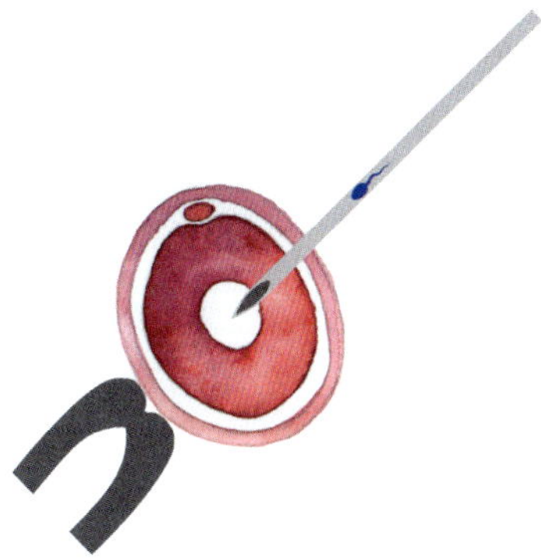

Intrazytoplasmatische Spermieninjektion (ICSI)

Intrazytoplasmatische Spermieninjektion (ICSI)

Sie kommt zum Einsatz, wenn die Spermien völlig unbeweglich sind und auch der Weg in der Petrischale nicht zurückgelegt werden kann. Die Stimulation und Punktion der Eizellen ist wie bei der IVF. Anschließend wird aber der Kopf des Spermiums mittels einer speziellen Punktionskanüle unter mikroskopischer Sicht direkt in eine Eizelle eingebracht. Auch hier gilt natürlich das Embryonenschutzgesetz.

In der Kinderwunschklinik tritt in etwa 30 Prozent der Fälle eine Schwangerschaft ein, die tatsächliche Geburtenrate liegt jedoch bei etwa 20 Prozent (»Baby-Take-Home-Rate«). Die Rate an Mehrlingsschwangerschaften beträgt etwa 20 bis 30 Prozent, da die meisten Paare sich dafür entscheiden, mehr als einen Embryo zu transferieren und so die Wahrscheinlichkeit für Mehrlinge steigt.

Wie ihr seht, wird es mit Dauer des unerfüllten Kinderwunschs immer etwas medizinischer und unromantischer, bis es sich schließlich fast wie Science Fiction anhört. Man darf aber nie vergessen, dass diese Methoden eine Möglichkeit der modernen Medizin darstellen, verzweifelten Paaren doch noch zur Elternschaft zu verhelfen.

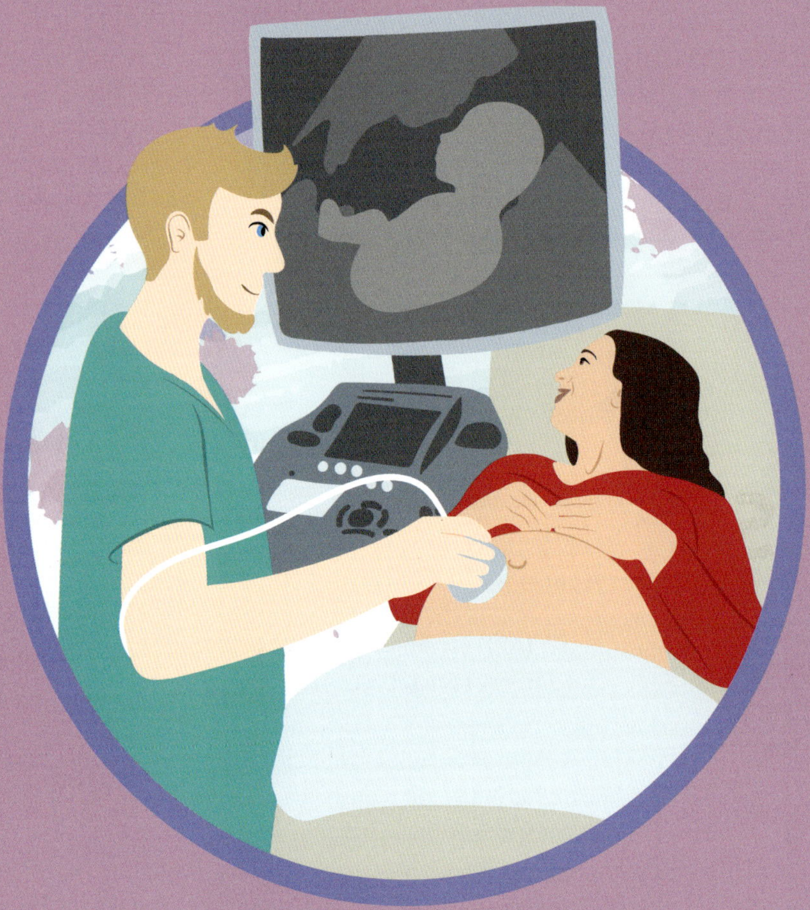

2

SCHWANGERSCHAFT

Man nehme eine Eizelle und ein Spermium, füge eine große Portion Liebe hinzu, vermische alles gut und bestaune nach einer Reise von 280 Tagen einen fertigen Menschen. Der Weg ist bekanntlich das Ziel, und ich möchte dich dabei begleiten.

WIE ENTSTEHT LEBEN?

Wir überspringen Bienchen und Blümchen und katapultieren uns direkt in den weiblichen Eierstock. Hier hat es gerade eine Eizelle geschafft, ihre schützende Hülle namens Graafscher Follikel und ihre Freunde im heimischen Eierstock hinter sich zu lassen. Ziel: Eileiter. Tatsächlich liegt zwischen Eierstock und Eileiter eine Distanz, die es im Schwebezustand zu überwinden gilt. Fast wie ein Spaziergang im All. Im Gepäck hat die Eizelle alles, was man für einen kleinen Ausflug Richtung Gebärmutter benötigt: Ein paar Mitochondrien, die die Energiequelle der Eizelle darstellen, eine Reihe Proteine für möglicherweise anfallende Reparaturarbeiten und als wertvollste Fracht einen ledigen Strang DNS, der nach einem Partner lechzt. Im Eileiter angekommen wird die Eizelle von kleinen Zotten in Empfang genommen und sanft Richtung Gebärmutter vorangetrieben. Die Reise soll ungefähr drei Tage dauern, also lehnt sich die Eizelle gemütlich zurück, entspannt sich und hält sehnsüchtig Ausschau nach einem Besucher namens Spermium.

Dieses wird zur gleichen Zeit mit hoher Geschwindigkeit und meist über 39 Millionen Brüdern durch die Vagina geschossen. Ein dumpfer Aufprall beendet die rasante Reise. Der äußere Muttermund und vor allem der schleimgefüllte Gebärmutterhals wollen überwunden werden. Ein erster Kraftakt. Das saure Milieu der Vagina machen das Vorhaben nicht gerade leichter. Viele seiner Brüder geben auf und ziehen sich Richtung Ausgang zurück. Auf sie wartet ein frustrierendes Ende im Toilettensiphon. Unser Spermium aber hat es geschafft und ist mit wenigen tausend anderen Mitstreitern in der Gebärmutter angekommen. Nochmals aktivieren sie durch viele Mitochondrien ihre Energiereserven und lassen den Spermienschwanz am Ende kreisen, um Richtung oberes Gebärmutterende zu kommen. Hier münden die beiden Eileiter in die Gebärmutter.

Links oder rechts abbiegen?

Nur auf einer Seite finden sie die gesuchte Eizelle. Unser Spermium biegt mit wenigen hundert anderen links ab und sieht am Eileiterhorizont schon das Ziel: eine befruchtungsfähige Eizelle. Bis heute ist ungeklärt, woher die Spermien wissen, für welche Richtung sie sich entscheiden sollen. »Spermien können riechen« titelte vor einigen Jahren eine renommierte Zeitung. Biochemische Duftstoffe waren hoch im Kurs. Der berühmte Maiglöckchengeruch, der Spermien anlocken soll, war in aller Munde. Doch viele Studien kamen zu dem überraschenden Ergebnis, dass keine Maiglöckchen im weiblichen Genitaltrakt zu finden waren. Man geht heute davon aus, dass das weibliche Geschlechtshormon Progesteron, das nach dem Eisprung vermehrt produziert wird, für die »Lockwirkung« ursächlich ist.

Bis zu diesem Zeitpunkt können drei bis vier Tage vergehen. Wir befinden uns beinahe am Ende des Eileiters vor der Einmündung in die Gebärmutter und bisher ist niemand schwanger oder befruchtet. Doch die Magie beginnt jetzt. Von den vielen Millionen Spermien schafft es in den meisten Fällen (Ausnahmen sind Mehrlingsschwangerschaften) ein einziges Spermium, sich mit der Eizelle zu verbinden. Das liest sich trivial. Eizelle und Spermium verbinden sich mal eben. Aber das biochemische Feuerwerk ist immens. Der Kopf des Spermiums lockert sich schon vor der Berührung mit der Wand der Eizelle auf, gleichzeitig wird das Spermium in eine Art hyperaktiven Zustand überbracht. Die Bewegungen des Schwanzes werden peitschenartig, ganz als nehme es Anlauf. Bei Berührung mit der Wand der Eizelle werden Enzyme in der Spitze des Spermienkopfes freigesetzt, die zur Verschmelzung der beiden Zellwände von Eizelle und Spermium führen. Das Spermium opfert sich beinahe komplett auf, nur der Zellkern mit der DNS wird in die Eizelle überbracht. Der Rest des Spermiums wird komplett abgebaut. Bis hierhin klingt das schon sehr nach Magie, obgleich das die vereinfachte Schilderung der komplexen Abläufe war und es erst jetzt richtig spannend wird. Die Zellwand der Eizelle versiegelt sich, sobald der Zellkern des Spermiums aufgenommen wurde. Es kommt keiner mehr rein und keiner mehr raus. Durch ein biochemisches Navigationssystem finden die beiden Zellkerne einander und verändern vor der Vereinigung entsprechend ihren genetischen Bausatz, sodass das Genom, also das Erbgut des entstehenden Lebens, nach der Vereinigung zur Hälfte aus Mama und zur Hälfte aus Papa besteht. Der Baukasten ist fertig, alle Werkzeuge liegen bereit. Die Werkstatt namentlich Gebärmutter ist fast erreicht. Fünf Tage sind ungefähr vergangen, seit die Eizelle ihren Eierstock verlassen hat. Man darf jetzt von einer erfolgreichen Befruchtung sprechen, obgleich es vorerst noch ein gut behütetes Geheimnis der befruchteten Eizelle bleibt. Verborgen und magisch. Kein Schwangerschaftstest der Welt kann das Geheimnis in diesem Stadium offenbaren.

Ein Moment, der nur der Natur gehört. Ein Feuerwerk, das zwar bereits gezündet wurde, aber den Höhepunkt noch vor sich hat.

Endlich am Ziel

Ungefähr am vierten Tag nach der Befruchtung ist die befruchtete Zelle im oberen Teil der Gebärmutter angekommen und bereit, sich einzunisten. Seit der Verschmelzung von Eizelle und Spermium hat sich die entstandene Zelle bereits mehrfach geteilt. Aus einer Zelle wurden zwei, aus zwei Zellen wurden vier, aus vier wurden acht, dann 16 und so weiter (siehe Abbildung S. 47). Der Prozess ist exponenziell. Das Wachstum ist unglaublich. Wenn man seine zweijährige Tochter anschaut und sich fragt, wo die Zeit geblieben ist, und wie schnell sie doch groß wird, sollte man den Gedanken relativieren und feststellen, dass das Wachstum nach der Geburt im Vergleich zur embryonalen Entwicklung im Schneckentempo verläuft. Gott sei Dank.

Bevor es sich die Blastozyste – so nennt sich das neue Leben vor der Einnistung – in der vorbereiteten Gebärmutter nun gemütlich macht, darf man eines nicht vergessen: Eigentlich ist dieser neue Zellverband körperfremd. Eigentlich müsste das Immunsystem der Frau diese andersartigen und nie dagewesene Zellen bekämpfen, wie es auch Bakterien, Viren und andere fremde Strukturen bekämpft. Aber das Immunsystem bleibt entspannt. Selbst als sich die Blastozyste im wahrsten Sinne des Wortes in die Gebärmutterschleimhaut »frisst«, also quasi ein invasives Wachstum in den gesunden Körper zeigt, bleibt das Immunsystem der Frau ruhig. Magie!

Gegen Ende der zweiten Woche ist der Keim vollständig von Gebärmutterschleimhaut umgeben. Der Keim hat längst begonnen, sich in Embryo und kindlichen Anteil der Plazenta, des Mutterkuchens, zu entwickeln. Ein Organ, das lebensnotwendig wird und ein Gemeinschaftsprojekt von Kind und Mutter ist. Ab der Einnistung in die mütterliche Gebärmutterschleimhaut werden nun auch die Schwangerschaftshormone produziert, die im mütterlichen Blut und bald auch im Urin nachweisbar sind. Aus einer wandernden Eizelle und einem katapultierten Spermium ist ein schwacher zweiter Strich auf einem Plastikstreifen geworden. Einfach so. Nicht ganz einfach so. Mit viel Liebe und noch mehr Magie.

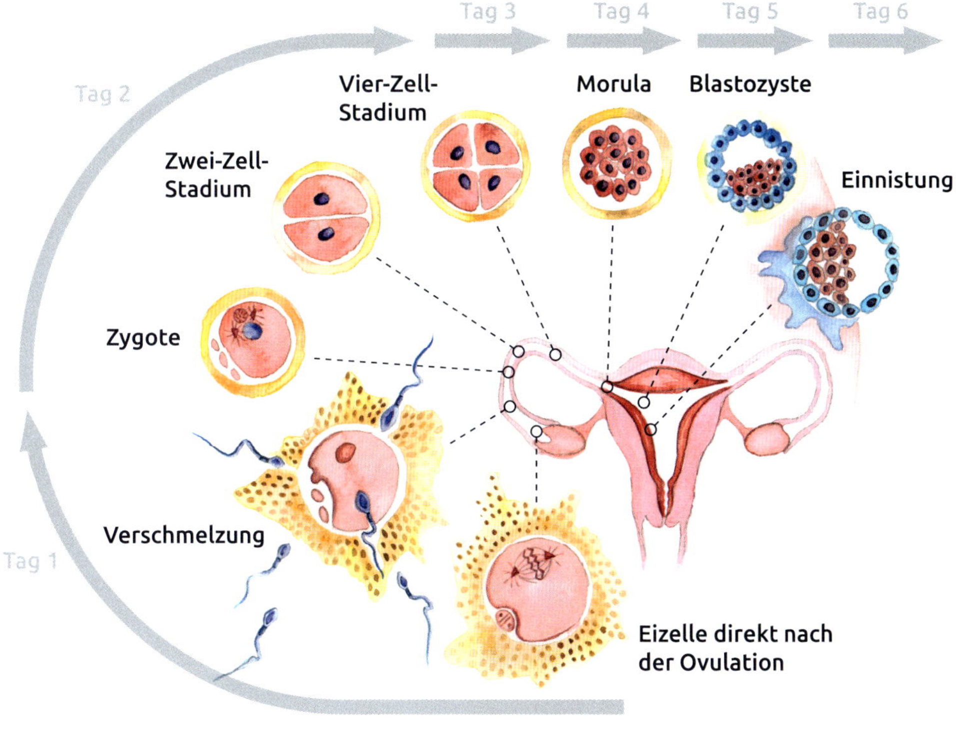

SCHWANGER, UND JETZT?

Waren die Punkte auf der wöchentlichen To-do-Liste bisher immer übersichtlich und wiederkehrend, kann ich dir versprechen, dass ein positiver Schwangerschaftstest ein wahrer Listenfüller ist. Sitzt man erst einmal mit dem Partner und gezücktem Stift am Tisch, kommt man von einem Punkt zum nächsten. Auf der Liste steht nun nicht mehr »Waschmittel kaufen« und »Müll rausbringen«, sondern es finden sich Themen, über die man sich vorher nie Gedanken gemacht hat, mit denen sich aber jedes schwangere Paar früher oder später konfrontiert sieht. Wie kann es sein, dass wir uns nie damit beschäftigt haben? Um dir das Leben etwas zu erleichtern, werde ich dir mit den wichtigsten Fragen ein wenig unter die Arme greifen.

Häufig gestellte Fragen

Wann sollte ich den ersten Termin in der Frauenarztpraxis ausmachen? Lieber sofort, oder etwas später?
Ich persönlich richte mich da ganz nach den Wünschen des Paares. Es ist im Prinzip egal. Logisch ist, dass man in einer sehr frühen Schwangerschaftswoche (vor der 7. SSW) höchstens sehr kleine Strukturen erkennt. Vielleicht sieht man im Ultraschall nichts weiter als eine aufgebaute Gebärmutterschleimhaut. Ein Blick auf den Eierstock kann

>>

eventuell helfen, wenn man den Gelbkörper darstellen kann. Ein Embryo mit Herzschlag ist mitunter noch nicht erkennbar, was aber gar nichts bedeuten muss, denn wir sprechen hier über Strukturen im Millimeterbereich. Schon wenige Tage später (ab der 8. SSW) steigt die Wahrscheinlichkeit, einen Mini-Embryo und mit etwas Glück auch schon ein schlagendes Herz zu erkennen. Viele Paare und auch Frauenärzte bevorzugen eher den späteren Termin, da auf diese Weise eine eindeutige Aussage gemacht werden kann. Aber im Grunde liegt diese Entscheidung ganz bei den Wünschen des Paares.

Wann sollte ich es meiner Familie und den Freunden erzählen?
Auch hier gibt es keine pauschale Antwort. Der Drang, das freudige Ereignis den liebsten Menschen mitzuteilen, ist natürlich sehr groß, man möchte aber auch nicht in die unschöne Lage kommen, dass doch etwas mit der Schwangerschaft nicht stimmen könnte und alle Mitwisser über den unglücklichen Verlauf in Kenntnis gesetzt werden müssen. Als Faustregel kann man sich merken, dass das Fehlgeburtenrisiko mit nachweisbarer Herzaktion des Embryos deutlich sinkt. Das wäre zum Beispiel ein guter Zeitpunkt, um Familie und ausgewählte, engste Freunde zu informieren, wenn man das denn möchte. Sprecht dieses Thema am besten gut miteinander ab, damit es hier keine unnötigen Konflikte gibt.

Muss ich meine Arbeitgeber informieren?
Nein. Du bist rechtlich nicht verpflichtet, deine Arbeitgeber darüber zu informieren, dass du schwanger bist. Es gibt aber ein paar Dinge zu beachten. Solltest du in einem Beruf tätig sein, der dich als Schwangere oder dein Kind bei weiterer Ausübung gefährden könnte, solltest du frühestmöglich die Arbeitgeber informieren, damit eine Gefahrenbeurteilung für deine Position stattfinden kann und du eventuell eine andere Position oder einen anderen Arbeitsplatz zugeteilt bekommst. Außerdem gelten für Schwangere die Regeln des Mutterschutzgesetzes. Sie genießen zum Beispiel einen besonderen Kündigungsschutz, den sie in bestimmten Situationen frühzeitig geltend machen können. Deine Arbeitgeber werden sich möglicherweise auch um einen Ersatz

>>

für deine Position bemühen müssen. Es kann taktisch sinnvoll und fair sein, die Arbeitgeber nicht erst mit Einsetzen des Mutterschutzes zu informieren. In vielen Fällen kann man die körperlichen Veränderungen über die 20. Schwangerschaftswoche hinaus sowieso nicht mehr erfolgreich verbergen, sodass der Groschen auch bei den Kollegen und Arbeitgebern früher oder später fällt. Das »food baby« zieht dann nicht mehr. Wenn möglich, würde ich aber dennoch dazu raten, die ersten kritischen zwölf Wochen abzuwarten.

Was sollte ich jetzt essen, was sollte ich weglassen?
Darüber sprechen wir auf Seite 58. Deine Frauenarztpraxis oder Hebamme wird dich gern beraten oder Lektüre zur Verfügung stellen. Wichtigster Punkt ist: Don't drink and smoke. Alkohol und Zigaretten sollten in der Schwangerschaft ab sofort tabu sein (siehe auch S. 56).

Muss ich mich jetzt schon um eine Hebamme bemühen?
Je nach Region macht es tatsächlich Sinn, sich frühestmöglich um eine Hebamme zu kümmern. Hier gibt es meist regionale Websites mit Kontaktdaten der jeweils zuständigen Hebammen. Oft arbeiten Frauenarztpraxen auch mit Hebammen zusammen. Die Frage in der Praxis kann sich also auch lohnen.

Sollte ich jetzt schon Kindergeld beantragen?
Kindergeld, Elterngeld, Elternzeit: Für diese Anträge, Abläufe und Behördengänge könnte man einen eigenen Studiengang etablieren. Es ist etwas kompliziert, aber wenn man sich ein bisschen eingelesen hat, schafft man es. Nehm dir hierfür genug Zeit. Ich empfehle, schon während des zweiten Schwangerschaftsdrittels über die Anträge zu schauen, sie gegebenenfalls teilweise auszufüllen und die Abläufe nachzuvollziehen. Du findest ab Seite 195 eine Übersicht über wichtige Behördengänge und Anlaufstellen. Ganz grob: Der Elternzeit- und Elterngeldantrag sollte bereits vor der Geburt eingereicht werden, das Kindergeld kann man erst nach der Geburt beantragen. Wenn alles gut vorbereitet wird, verliert man auch keine Zeit, denn das Geld kann nicht sehr lange rückwirkend ausgezahlt werden.

Mythen in der Schwangerschaft

Der spitze Bauch bedeutet Junge, ein Mädchen raubt der Mutter die Schönheit, bei Sodbrennen kann man davon ausgehen, dass ein rothaariges Kind das Licht der Welt erblickt. »Das Geschlecht wissen wir ja bereits. Das wurde ja beim Sex mit der entsprechenden Stellung und dem exakten Timing festgelegt.«

Es gibt viele Mythen rund um die Schwangerschaft. Die meisten stammen noch aus einer Zeit, in der es auch Ritter, Prinzessinnen und Drachen gab. Erstere gab es bekanntlich, ist also auch was an den sprichwörtlichen Drachen dran? Wer kennt sie nicht, die oft geführten, teils hitzigen Diskussionen um mögliche Schwangerschaftsmythen? Besonders beliebt bei Menschen mit induktivem Denken, also bei allen, die gern vom Speziellen auf das Allgemeine schließen. Wenn also die Freundin der Nachbarin und deren Haushaltshilfe in der Schwangerschaft einen spitzen Bauch hatten und sich über Söhne freuen durften, dann ist dies eine nette Geschichte, aber keine wissenschaftlich geltende Gesetzmäßigkeit.

Du darfst dich zurücklehnen und genießen, denn wir schauen uns in diesem Kapitel die gängigsten Mythen an und prüfen sie auf ihren Wahrheitsgehalt, damit ihr bei der nächsten mythischen Diskussion einen evidenzbasierten Wissensvorsprung habt.

Kann man das Geschlecht des Kindes beeinflussen?

Ein sehr weit verbreiteter Mythos, der sich tapfer hält, weil er vermeintlich wissenschaftlich untersucht wurde. Aber was ist dran? Der Hintergrund ist die Überlegung, dass Spermien mit einem Y-Chromosom, also diejenigen, die das männliche Geschlecht prägen, sich zwar schneller bewegen würden als »weibliche« X-Spermien, dafür aber auch weniger langlebig seien. In einer wissenschaftlichen Studie aus den 70er-Jahren des vergangenen Jahrhunderts wurde gezeigt, dass Sex am Tag des Eisprungs vermehrt zu männlichem Nachwuchs führte. Diese Studie würde heute nicht mehr als wissenschaftlich fundiert gelten, schon allein, weil die damalige Fallzahl mit 43 Paaren viel zu gering war, um eine statistisch belastbare Aussage treffen zu können. Etwas neuere Studien zeigten zwar sehr geringe, statistisch aber nicht irrelevante Veränderungen, die das Gegenteil postulieren. Sex nahe dem Eisprung (±2 Tage) führte etwas häufiger zu weiblichen Kindern. Das Verhältnis war etwa 55:45 (Gray, 1991).

Noch neuere Studien brachten auch diese These teilweise zu Fall. Es gibt unzählige andere Variablen wie Stresshormone, Ernährung, Vorerkrankungen, soziales Umfeld und selbst das Wetter, die Einfluss auf das Geschlecht des Kindes zu haben scheinen. Was also bleibt, ist die Gewissheit, dass es keine Gewissheit gibt und daher die Beeinflussung des Geschlechts weiterhin dem Zufall überlassen werden sollte. Und das ist auch gut so. Übrigens: Auch die Stellung beim Sex hat keinen Einfluss auf das Geschlecht.

Kann ich an der Bauchform das Geschlecht erkennen?

Ein spitzer Bauch soll einen Jungen ankündigen, ein runder Bauch ein Mädchen. Diesen Satz liest und hört man oft und er darf ab sofort vergessen werden. Die Bauchform ist vor allem abhängig von den körperlichen Voraussetzungen der werdenden Mutter und hängt mit Muskulatur, Fettdepots und Bindegewebsstruktur zusammen. Aber auch die Kindslage im Bauch gibt die Form des Bauches vor und ist dabei völlig unabhängig vom Geschlecht des Kindes.

Gibt es die »Schwangerschaftsdemenz« wirklich?

Ist an der Vergesslichkeit und Verwirrtheit in der Schwangerschaft wirklich etwas dran, oder wird sie nur oft und gern als kleine Ausrede genutzt, um sich das Leben ein wenig einfach zu machen? »Ach, diese Schwangerschaftsdemenz, könntest du nicht …?« Viele kennen diesen Spruch. Tatsächlich haben Studien herausgefunden, dass die kognitive, also gedankliche, Leistungsfähigkeit von Frauen vor, während und nach der Schwangerschaft keinen Unterschied aufweist. Dennoch konnte bestätigt werden, dass schwangere Frauen andere Strukturen und Vergesslichkeiten aufwiesen, da bei ihnen der Fokus und die Prioritäten im Alltag verschoben sind. Ein Phänomen, das man übrigens genauso bei allen anderen Menschen beobachten kann, wenn sie gebeten werden, eine unliebsame Aufgabe auszuführen. Schwangere

Frauen scheinen zu diesem Zeitpunkt einfach andere Dinge im Kopf zu haben. Mit einer nachlassenden Gedächtnisleistung oder einer krankhaften Demenz hat dies aber nichts zu tun.

Sex in der Schwangerschaft – gefährlich für das Kind?

Bei einem gesunden und unkomplizierten Schwangerschaftsverlauf ist Sex in der Schwangerschaft bedenkenlos möglich. Ganz im Gegenteil: Sex fördert die Bindung des Paares.

Viele Männer hören es vielleicht nicht gern: Aber das durchschnittliche europäische beste Stück des Mannes ist rein anatomisch nicht in der Lage, das Kind zu verletzen.

Das männliche Ejakulat beinhaltet zwar das wehenfördernde Hormon Prostaglandin, aber in sehr geringer Menge, sodass schon die Ladung eines ausgewachsenen Pottwals nötig wäre, um eine vorzeitige Wehentätigkeit auszulösen. Die Gebärmutter zeigt im physiologischen Verlauf erst am Ende der Schwangerschaft eine Bereitschaft für Wehen. Durch den weiblichen Orgasmus und die mechanische Penetration kann es zwar zu leichten Kontraktionen kommen, die aber schnell wieder nachlassen. Um mögliche vaginale Infektionen in der Schwangerschaft zu vermeiden, kann neben der üblichen Hygiene ein Kondom nützlich sein. Mein Tipp: Frag gern deine Frauenärztin, ob bei euch Sex in der Schwangerschaft bedenkenlos möglich ist, falls ihr unsicher seid.

Kann mich das Baby wirklich schon hören im Bauch?

Ja. Dein Baby kann dich schon ab der 24. Schwangerschaftswoche hören und andere Geräusche wahrnehmen. Auch der Erschreck-Reflex kann sich schon im Bauch bemerkbar machen, wenn zum Beispiel eine Tür knallt und du auf einmal schnelle Bewegungen spürst. Ich empfehle allen Paaren, schon jetzt Geschichten zu erzählen und Lieder zu singen, die auch nach der Geburt zum Einsatz kommen. Durch die Schallwellenablenkung beim Übertritt der Schallwellen durch das Gewebe und in das Medium Fruchtwasser hören die Babys zwar nicht klar, aber die Stimmfrequenzen von Mama und Papa werden gespeichert und später wiedererkannt. Dasselbe gilt für Melodien. Vertraute Lieder können eine vertraute Atmosphäre schaffen, sobald dein Baby auf der Welt ist. Der »Mozart-Effekt« ist übrigens widerlegt. Ihr könnt natürlich klassische Musik hören, wenn ihr das mögt, aber die Intelligenz eures Kinds könnt ihr damit nicht steigern.

Kostet jedes Kind die Mutter einen Zahn?

Dieser Mythos stammt noch aus der Zeit vor unserer heutigen Zahnhygiene und vor unserem Nahrungsüberfluss. Zähne und Zahnfleisch sind zwar hormonbedingt in der Schwangerschaft empfindlicher, zu einem Zahnverlust kommt es bei normaler Zahnhygiene und gesunder Ernährung aber nicht. Es empfiehlt sich in der Schwangerschaft jedoch, den unliebsamen Besuch beim Zahnarzt anzutreten, da es statistisch häufiger zu Zahnfleischentzündungen kommen kann. Was aber tatsächlich stimmt, ist, dass eine Entzündung am Zahnfleisch das Risiko für Fehlgeburten erhöhen kann, was unter anderem dadurch zu erklären ist, dass Bakterien über das gut durchblutete Zahnfleisch in den Blutkreislauf der Mutter gelangen. Zusammen mit einer systemischen Entzündungsreaktion kann dies zu Fehlgeburten führen, weshalb geraten wird, schon bei Kinderwunsch den eigenen Zahnstatus überprüfen zu lassen.

Muss ich nun für zwei essen?

Nein. Der Kalorienmehrbedarf ändert sich erst im letzten Schwangerschaftsdrittel um 200 bis 300 Kalorien, was zwei reifen Bananen entspricht. Man muss also nicht für zwei essen, aber für zwei denken, denn der Mikronährstoffbedarf erhöht sich sehr wohl.

Es gibt noch unzählige weitere Mythen in der Schwangerschaft, die zum Großteil unterhaltsam und lustig sind, andere können jedoch Sorgen und Ängste schüren. Wenn ihr unsicher seid oder Klarheit haben wollt, empfehle ich dir, deine Ärztinnen zu konsultieren.

Dos und Don'ts

Neben gesunder Ernährung, Sex, leichtem Sport und wichtigen Erholungspausen für deinen Kopf und Körper gibt es abseits der gängigen Tipps in der Schwangerschaft noch meine ganz persönlichen Dos, die ich dir mit auf den Weg geben möchte.

>> Dos

Faktor Zeit

Neben den alltäglichen Besorgungen und Dingen, die anfallen und zu tun sind, fällt es vielen oft schwer, sich bewusst Zeit zu nehmen. Das geht mir nicht anders. Doch gerade in der Schwangerschaft, wo viel vorbereitet und erledigt werden will, solltest du versuchen, dir einmal pro Woche Zeit zu nehmen. 30 Minuten reichen schon aus. Ob morgens oder abends ist dabei völlig egal, Hauptsache du versuchst, jegliche Ablenkung in physischer oder digitaler Form zu vermeiden. Vielleicht war unter den Erledigungen auch schon ein Stillsessel, der noch in der Schwangerschaft dein Ruheplatz wird. Einfach sitzen, Augen schließen, atmen und sein. Das ist gar nicht so leicht. Probiere es gern mal aus.

Mentale Stärkung

Die mentale Vorbereitung auf die Geburt halte ich für sehr wichtig. Gehe allein oder mit Partner deine Geburt im Geist durch (auch wenn es mutmaßlich etwas anders ablaufen wird). Wie veratmest du den Schmerz, wie fühlt sich eine Wehe an, welche Position könnte dir guttun, welche Kleidung trägst du in deiner Vorstellung? Suche dir im Geist Halt. Ob Mantra, Atmung, Partner oder viele Haltepunkte zusammen. Was könnte dir Kraft geben? Welche Kommunikation hättest du gern zwischen dir und der Hebamme? Schreibe dir vielleicht sogar einen kleinen Geburtsplan, ohne dass du ihn als Dogma siehst, sondern eher als Wunsch. Bei uns im Kreißsaal waren solche Geburtspläne oft hilfreich,

>>

um ein Gefühl für die werden Mama zu bekommen. Ob und inwiefern alles umgesetzt wird oder werden kann, ist erst mal sekundär. Die Imagination vorher wird dir Sicherheit geben.

Geburtsvorbereitung
Verstehen und Wissen sind für mich die wichtigsten Werkzeuge gegen Ängste. Wenn du während der Geburt dein Körpergefühl mit dem erlernten Wissen zusammenführst, wirst du zu jedem Zeitpunkt eine Souveränität und Selbstsicherheit verspüren. Selbst, wenn etwas nicht so läuft, wie du es dir vorher vorgestellt hast. Du weißt, was und warum es passiert. Und vor allem traust du dich auch eher nachzufragen, warum etwas gemacht werden soll, und nicht einfach alles zu akzeptieren, auch wenn du es nicht verstehst. Ob ein Präsenzkurs oder doch der Online-Kurs die bessere Wahl ist, liegt an euch. Viele möchten und suchen den Austausch mit anderen schwangeren Paaren. Andere wiederum scheuen den Vergleich und die Erfahrungsberichte anderer Paare und wären gern für sich in der Schwangerschaft. Sofern ein Geburtsvorbereitungskurs inhaltlich das gesamte Spektrum von Geburt und Wochenbett abdeckt, werdet ihr davon profitieren, egal, ob online oder in Präsenz.

>> Don'ts

Alkohol und Rauchen
Sämtlich Drogen sind in der Schwangerschaft ein No-Go. Besonders unterschätzt werden aber die negativen Auswirkungen von Alkohol und Nikotin. Alkohol ist chemisch gesehen ein Zellgift. Wir kennen fast alle den Tag nach einer lustigen Runde, bei der wir mal etwas zu tief ins Glas geschaut haben. Kopfschmerzen, Übelkeit, Herzrasen, Kaltschweißigkeit. Unser Körper ist vergiftet und versucht, das schädliche Ethanolmolekül aus dem Organismus auszuscheiden. Ein erwachsener Mensch benötigt dafür beinahe einen ganzen Tag. Die fetale Leber und die feta-

>>

len Nieren haben keine Chance. Das Gift zirkuliert ungefiltert durch den kindlichen Körper und zerstört auf seinem Weg sensible Nervenzellen und Zellen im Wachstum. Die sogenannte Alkoholembryopathie ist die häufigste Ursache einer teratogenen (Fehlbildung hervorrufend) Schädigung bei Kindern (Häufigkeit 1:500 bis 1 000) und die häufigste Ursache einer geistigen Behinderung. Falls aus Versehen und unwissentlich ein Glas Rotwein vor Feststellung der Schwangerschaft getrunken wurde, ist das in der Regel kein Problem. Sobald aber der zweite Strich auf dem Schwangerschaftstest erscheint, sollte Alkohol ab sofort tabu sein.

In Deutschland rauchen etwa 20 Prozent der Frauen. Viele davon hören auch während der Schwangerschaft nicht damit auf. Zum einen aus Angst vor einem kindlichen Entzug, zum anderen, weil sie die Gefahren nicht kennen oder wahrnehmen. »Was ist eigentlich so schlimm am Nikotin?« Nikotin ist lediglich der Suchtstoff. Dieses Molekül ist der Grund, warum viele Menschen unruhig und aggressiv werden, wenn sie längere Zeit nicht rauchen. Die besonders gefährlichen Zellgifte beim Rauchen sind unter vielen anderen die Schadstoffe Cadmium, Benzol, Benzpyren und Kohlenmonoxid. Gerade die unreifen Organe der Babys sind noch nicht in der Lage, diese Zellgifte zu bewältigen. Über die Lunge der Mutter werden alle Stoffe auf das mütterliche Blut übertragen und direkt via Nabelschnur in das Kind gepumpt. 500 ml Blut pro Minute fließen durch die Plazenta. Eine wahre Pipeline gefüllt mit Zellgift.

Doch was ist jetzt mit einem kindlichen Entzug? Der findet bei Rauchern statt. Im Vordergrund stehen dabei aber seltener körperliche als psychische Faktoren durch das Nikotin: Reizbarkeit, vermehrter Appetit, Schlaflosigkeit. Für Betroffene hart, für das Baby aber körperlich nicht besonders gefährlich. Das Argument, man möchte seinem Baby keinen Entzug zumuten, ist also nicht valide. Der Entzug kommt mit der Geburt des Kindes und Abnabelung vom mütterlichen Kreislauf ja zwangsläufig, nur dass das Kind durch die neunmonatige Auseinandersetzung mit Zellgiften kaum Reserven hat, sobald es selbst für Atmung und Nah-

>>

rungsaufnahme zuständig ist. Das Kind benötigt die Energieressourcen jetzt, um zu leben, und nicht, um Schadstoffe zu eliminieren. Perfekt für Mutter und Kind wäre es also – wenn möglich – schon vor der Schwangerschaft zu entwöhnen. Rauchentwöhnung ist oft harte Arbeit. Aber es ist doch immer schön, wenn harte Arbeit sich lohnt. Für euch und vor allem für gesunde Kinder.

Risikosportarten

Gemäßigter Sport wie Wandern, Joggen, Fahrradfahren und selbst Fitness- und Kraftsport können mit Bedacht und bei einer unkomplizierten Schwangerschaft fortgeführt werden. Studien zeigen sogar einen Vorteil für Mutter und Kind. Auch Schwangerschaftsgymnastik oder Yoga können einen unglaublichen Benefit generieren.

Leistungssport oder Risikosportarten sollten zum Wohle der Mutter und des Kindes vermieden werden. Die Belastung des Herz-Kreislauf-Systems ist allein durch die Schwangerschaft enorm, sodass Leistungssport die Kapazitäten des mütterlichen Herzens schnell überlasten kann. Auch bei Sportarten mit erhöhter Sturzgefahr wie Reiten, Mountainbikefahren oder Klettern sollte pausiert werden. Zwar liegt euer Kind geschützt im Bauch der Mutter umgeben von Fruchtwasser, doch vor allem Scherkräfte können den Mutterkuchen und die Nabelschnur verletzen, weshalb sie vermieden werden sollten.

Was darf ich nicht essen?

Ein sehr großes Thema, mit dem sich fast jede schwangere Frau früher oder später auseinandersetzt. Was darf ich, was darf ich nicht? Es wird online gesucht, gelesen, sich verrückt gemacht und nicht verstanden. Dabei ist es nicht so kompliziert, wie es scheint. Ich entwirre das kurz für dich. Keime kommen ubiquitär, also überall vor. Die meisten davon sind sogar lebensnotwendig für uns. Ein Mensch besteht zum Beispiel zu einem größeren Anteil aus Keimen als aus Zellen. Nun gibt es bestimmte

>>

Bakterien und Parasiten wie Listerien und Toxoplasmen, welche in der Schwangerschaft auf das ungeborene Kind übertragen werden und es schädigen können. Diese Übertragung kann durch verunreinigte Lebensmittel, vor allem durch tierische Produkte, geschehen. Das Robert-Koch-Institut (RKI) registriert in Deutschland pro Jahr etwa 50 Fälle mit Komplikationen durch Toxoplasmosen und Listeriosen in der Schwangerschaft bei jährlich rund 700 000 Geburten. Es handelt sich also um ein eher seltenes Ereignis. Dennoch lautet die wichtigste Empfehlung nach Angaben der Deutschen Gesellschaft für Ernährung e. V. (DGE), rohe tierische Lebensmittel zu vermeiden. Dazu gehören Produkte aus Rohmilch wie Käse, rohes oder nicht durchgegartes Fleisch, roher Fisch und Fischprodukte, aber auch rohe Eier sowie daraus hergestellte Speisen und Produkte. Weichkäse, auch aus wärmebehandelter Milch, und Räucherfisch sollten Schwangere ebenfalls meiden. Gemüse und Obst sollten gründlich gewaschen werden. Übrigens tötet eine mindestens zweiminütige Erhitzung auf über 70 °C die Krankheitserreger zuverlässig ab.

Fremde Geburtsberichte

Ein großer Appell: Bitte lies dir keine fremden Geburtsberichte im Internet durch. Diese Berichte sind sehr subjektiv, individuell und durch diese einzigartige Ausnahmesituation auch oft emotional aufgeladen. Auch du wirst später von deiner Geburt vielleicht anders sprechen, als sie von außen betrachtet vielleicht war. Im positiven wie im negativen Sinne. Das ist Teil der Verarbeitung und völlig normal. Ich wurde durch meine öffentliche Präsenz sehr schnell mit dem »Geburten-Bashing« konfrontiert. Unglücklicherweise geht es dabei im Grund darum, wer die schlimmste, dramatischste und außergewöhnlichste Geburt hatte. Viele Frauen fühlen sich von diesen verzerrten Geschichten und Berichten verstört und verunsichert. Du bist du und eure Geburt wird einzigartig. Ich darf das sagen, weil ich keine einzige Geburt erlebt habe, die einer anderen glich. Wie auch? Wir sind alle Individuen.

VERÄNDERUNGEN VON KÖRPER UND SEELE

Die Veränderungen, die mit dem zweiten Strich auf dem Schwangerschaftstest einhergehen, kommen schleichend über Wochen und Monate, sind nachhaltig und werden von vielen Paaren unterschätzt. Vor allem deshalb, weil eine nie dagewesene Lebenssituation entsteht, die unveränderbar ist. Die Möglichkeit, dies zu realisieren und wahrzunehmen, entsteht erst in der neuen Lebensphase. Sie ist so neu und so abstrakt, dass ein Antizipieren der Veränderungen nicht möglich ist. Das neue Leben kommt. Für dich, für euch und für euer Kind. Und das ist völlig okay und kein Grund, besorgt oder ängstlich in die Zukunft zu blicken. Ein Trick besteht darin, die Situation erst mal zu akzeptieren und dann mit ihr umgehen zu lernen. Dabei möchte ich dir helfen und mit den seelischen Veränderungen beginnen, weil diese oft weniger Beachtung finden als die körperlichen.

Seelische Veränderungen der Frau

Eine oft erdrückende Belastung der Schwangeren ist die Verantwortung für das entstehende Leben. Sie liegt oft schwer auf den Schultern der Mama. Eine Entlastung durch Partner, Familie und Freunde ist eben nur bedingt möglich, also bleibt man als Frau mit dem Gefühl zurück, selbst für alles verantwortlich zu sein. Die richtige Ernährung, ein guter Lifestyle, die Vorsorge. Reichen die drei vorgesehenen Ultraschalluntersuchungen, oder sollte ich mehr machen? Was ist mit den empfohlenen Impfungen in der Schwangerschaft? Sind sie wirklich sicher? Gestern war Ziegenkäse im Salat. Was habe ich mir nur gedacht? Es gibt sicherlich werdende Mütter, die entspannter sind als andere. Doch der Großteil spürt die wachsende Verantwortung plötzlich und ohne Vorwarnung. Und das ist normal.

Eine Schwangerschaft kann wunderschön und ein seliger Zustand sein. Viele Frauen genießen die Veränderungen, die neuen Erfahrungen und die unterschiedlichen Gefühlslagen. Und doch ist das realistische Bild nicht immer nur rosarot. Die Schwangerschaftshormone machen den Gemütszustand gerade in den frühen Schwangerschaftsmonaten nicht wirklich stabiler. Man ist sensibler, dünnhäutiger, emotionaler als sonst.

**Gereiztheit war früher ein Fremdwort.
Jetzt explodiert man bei jeder Kleinigkeit.**

Später kommen Schlafprobleme dazu. Man weiß nicht, wie man liegen soll, alles tut weh und plötzlich fühlt man sich wie die eigene Oma mit Anfang 90. Der minütliche Gang zur Toilette ist nur mäßig erfolgreich und gleicht mehr und mehr dem Schicksal des Sisyphus aus der griechischen Mythologie. Dazu kommt dieses kleine Wesen in einem, das beschlossen hat, ab zwei Uhr nachts tanzen zu lernen und dabei wild um sich zu schlagen. Man ist nun also müde, gereizt, entnervt und zwischendurch einfach überglücklich. Man weint vor Glück und suhlt sich anschließend wieder in Selbstmitleid. Und all das ist vollkommen normal.

Hinzu kommen mit wachsendem Bauch auch die Sorgen und vielleicht sogar Ängste vor der anstehenden Geburt. Man hat so viel gehört. So viel kann schiefgehen. Bin ich dem gewachsen? Werde ich mich vielleicht blöd anstellen? Vielleicht sind die Geburtshelfer unfreundlich oder sogar ruppig und gemein? Dieser Moment im Leben, der so unplanbar und so einzigartig ist, dass man sich auch mit den besten Geburtsvorbereitungskursen nicht sicher sein kann, wie es einmal sein wird, kann durchaus Ängste auslösen. Wie werde ich mit den Wehen zurechtkommen? Diese Ungewissheit und Unplanbarkeit zehrt bei vielen Schwangeren an den Nerven und ist ein weiteres Paket auf den Schultern. Auch das ist normal.

Wichtig für dich ist es, zu wissen, dass diese Gedanken, Gefühle und Wahrnehmungen fast alle Frauen während der Schwangerschaft haben, hatten und haben werden. Du bist nicht allein. Und das ist auch dein Rettungsanker: Du musst nicht alles auf eigene Faust schaffen. Selbst wenn dir vielleicht nicht viel abgenommen werden kann, ist der Austausch mit deinen Vertrauenspersonen Balsam für deine Seele. Deinem Partner geht es vermutlich nicht viel anders. Auch für ihn wird und ist alles neu. Du bist neu. Auch er hat Sorgen und Ängste, die den deinen ähneln. Männer haben einen ausgeprägten Beschützerinstinkt, der in der Schwangerschaft der Frau quasi amputiert wird. Sie können im Prinzip wenig beschützen, kaum aktive Hilfe anbieten. Du hilfst ihm zu helfen, wenn du dich öffnest und deine Probleme mit ihm teilst. Kommunikation ist in dieser Phase wichtiger denn je.

Körperliche Veränderungen sind genauso unausweichlich wie notwendig. Im Kapitel »Wie entsteht Leben?« auf Seite 44 habe ich dir erzählt, welche komplexen Prozesse auf kleinster Ebene ablaufen. Diese Prozesse werden nur möglich, weil es andere unsichtbare Mechanismen gibt, die die optimalen Voraussetzungen schaffen: die Hormone. Sie sorgen dafür, dass zahlreiche Veränderungen im weiblichen Organismus umgesetzt werden, die zwar alle einen Sinn erfüllen, aber auch oft als beschwerlich und einschränkend empfunden werden. Vielleicht hilft dir aber das Verständnis für den tieferen Nutzen dieser Umstände, um besser mit den Beschwerden zurechtzukommen.

Seelische Veränderungen beim Mann

Männer sind genetisch determinierte Helfer. Sie wollen beschützen. Sie wollen sich zwischen den Säbelzahntiger und die eigene Familie stellen und ungeachtet der Gefahr, möglichst heroisch als Sieger zurückkehren. Männer fühlen sich daher in Situationen, in denen ihnen die Möglichkeit genommen wird, zu helfen, unwohl und werden sich ihrer eigenen Verunsicherung und Hilflosigkeit mehr und mehr bewusst. Das zehrt am Nervenkostüm. Mit wachsendem Bauch der Frau wächst auch das Gefühl der Verantwortlichkeit für das ungeborene Kind. Das Bewusstsein, bald Vater zu werden, trifft einen wie eine Welle aus Glück und Demut. Bohrende Gedanken überschwemmen einen jedoch gleichermaßen. Männer vergessen zwischenzeitlich die Schwangerschaft der eigenen Frau. In der Arbeit, unterwegs mit Freunden, beim Sport.

Manche Frauen werfen dies den Männern geradezu vor: »Ich kann das nicht vergessen, es wächst in mir und ich merke das jede Stunde am Tag.« Die ständige Auseinandersetzung mit der eigenen Schwangerschaft macht es Frauen leichter, die neue Lebenssituation zu akzeptieren und sich darauf einzustellen. Das unvorhergesehene und plötzlich aufkommende Bewusstsein für die Tatsache »Ich werde bald Vater« ist immer wieder ein kleiner und auch schöner Schockmoment für die Männer. Als Paar sollte man sich frei machen von jedwedem Konkurrenzdenken. Ihr seid ein Team und belegt unterschiedliche Positionen auf dem Spielfeld!

Für Männer ist die Schwangerschaft der eigenen Frau ein Gefühlscocktail aus wunderschön, faszinierend, erdrückend, angsteinflößend und abstrakt. Wir sind im Innersten unsicher, wissbegierig, hilfebedürftig, glücklich, verzweifelt, euphorisch und unsagbar stolz. Auf uns, unsere Frucht und vor allem unsere Frau. Nach außen sind wir meist: cool! Irgendjemand hat auf unseren Genen verankert, dass wir keine Schwäche zeigen wollen. Unsicherheit? Was ist das? Daher sprechen wir vielleicht nicht sehr oft über unsere Gefühle, aber ihr könnt euch sicher sein:

Auch Männer sind ein Stück weit schwanger. Dieses Phänomen hat sogar einen wissenschaftlichen Namen: das Couvade-Syndrom.

Viele fragen mich natürlich nach meinen eigenen Empfindungen. Für mich ist Schwangerschaft zunächst einmal etwas Natürliches, so faszinierend dieser Gedanke auch ist. In meinen vielen Jahren an einer maximalversorgenden Klinik mit Level I Perinatalzentrum (das ist etwas sehr Besonderes) wird diese Überzeugung natürlich oft auf die Probe gestellt. Ich habe viel gesehen und erlebt. Diese beiden Herzen schlagen in meiner Brust. So auch in der Schwangerschaft meiner Frau, wobei mögliche Sorgen natürlich irrational potenziert wurden.

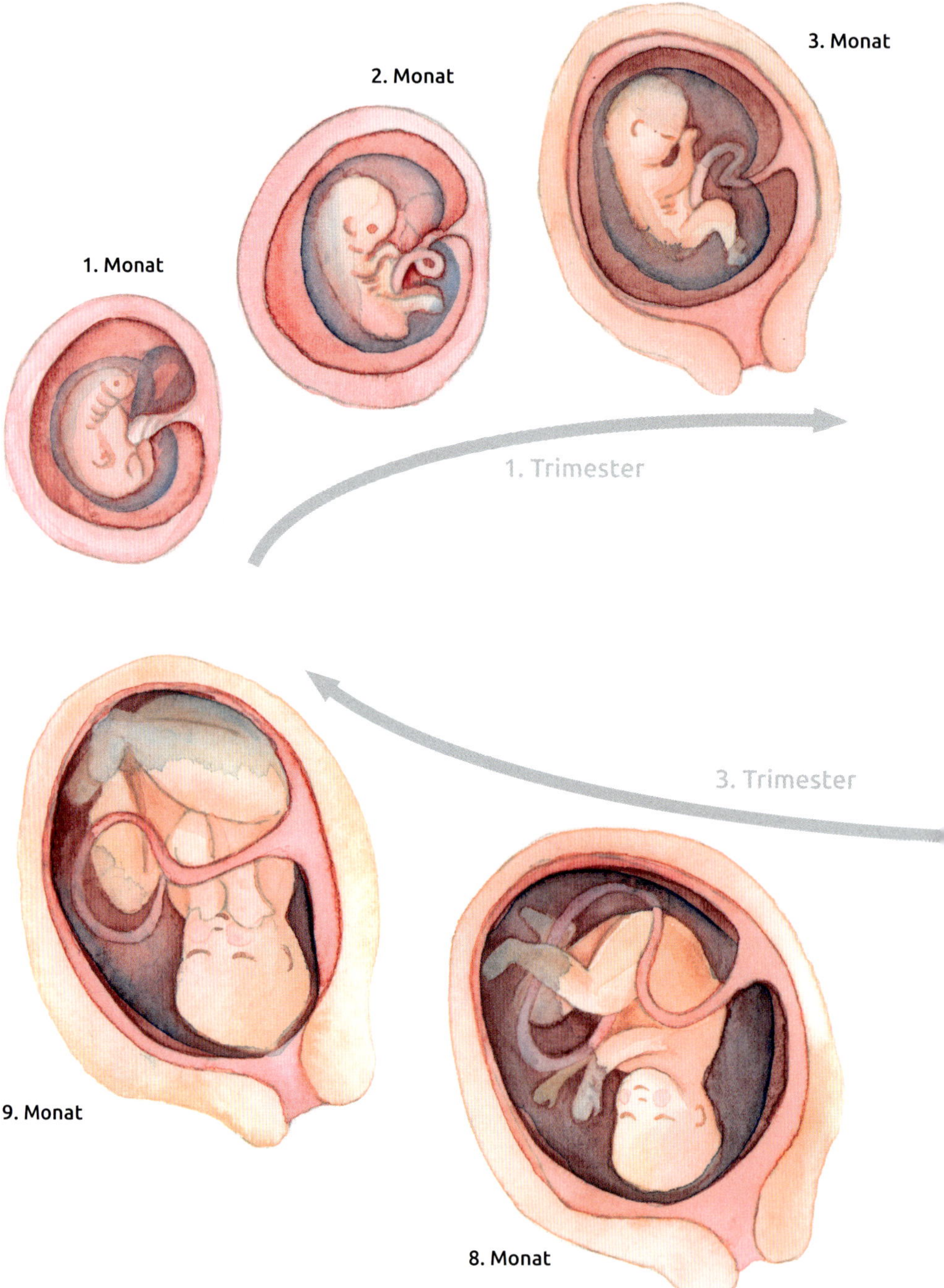
1. Monat
2. Monat
3. Monat
1. Trimester
3. Trimester
9. Monat
8. Monat

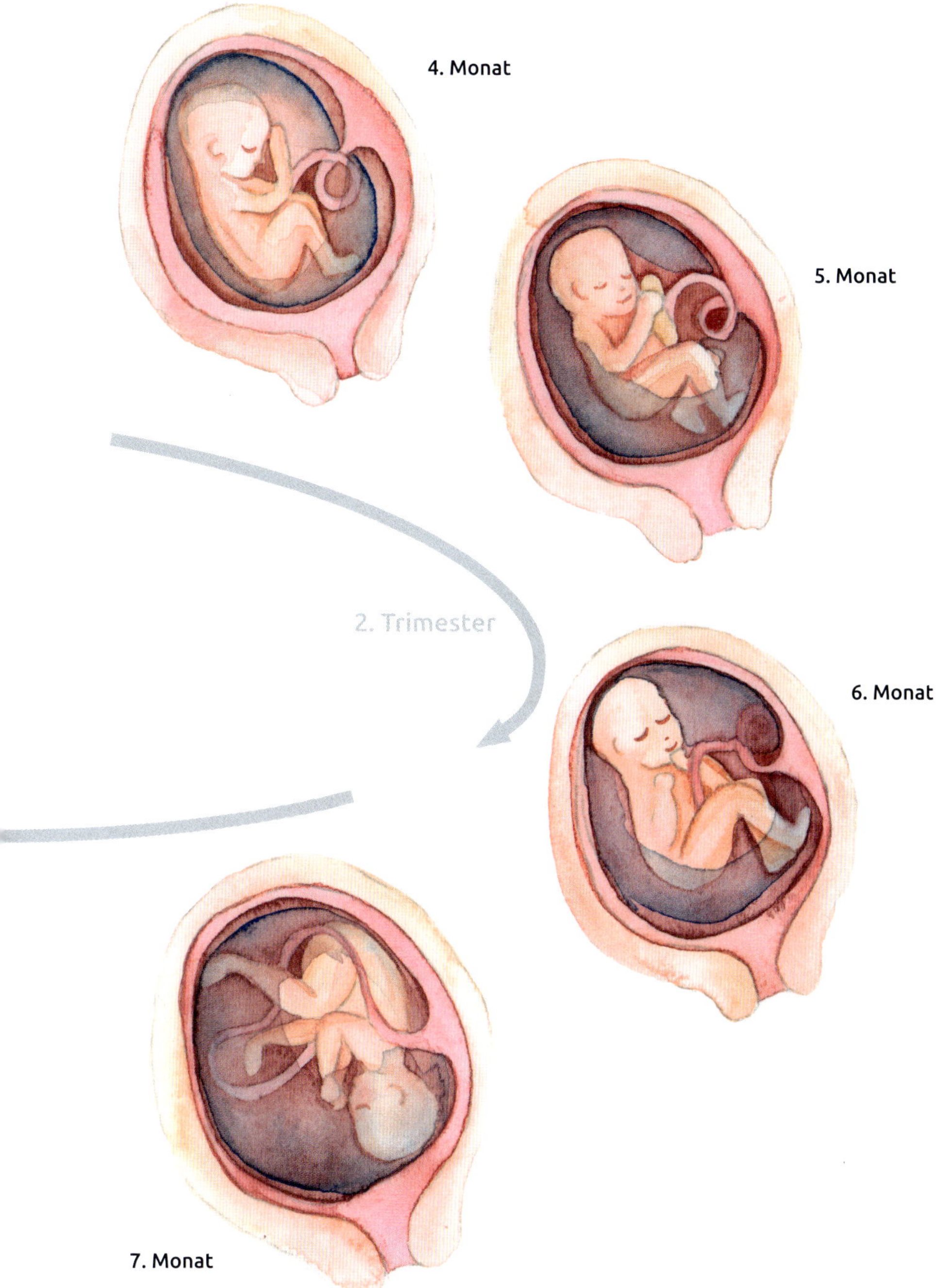
4. Monat
5. Monat
2. Trimester
6. Monat
7. Monat

Zeichen der Frühschwangerschaft

Fast jede Frau macht sich vor der eigenen Schwangerschaft Gedanken darüber, wie es ihr wohl ergehen wird. Gerade in der Anfangsphase soll es ja schwierig und sehr Sorge bereitend sein. Oft wird jedes körperliche Signal sensibel wahrgenommen, kategorisiert und beurteilt. Normal oder nicht normal sind die gebräuchlichen Kategorien. Grund zur Sorge oder Ergebnis der vielen neuen Prozesse im Körper?

Nicht selten wird auch von Symptomen der Frühschwangerschaft gesprochen. Da ein Symptom jedoch ein Krankheitsmerkmal umschreibt, eine normal verlaufende Schwangerschaft mit all ihren Veränderungen und Anpassungen aber keine Krankheit ist, sprechen wir von Schwangerschaftsanzeichen. Übelkeit, Heißhunger, Müdigkeit und Brustspannen sind sicherlich gängige und medial sehr präsente Zeichen einer Schwangerschaft. Sie werden auch gern als Stilmittel in der Filmbranche eingesetzt, um auch dem unaufmerksamsten Zuschauer klar zu machen: Die Protagonistin, die sich gerade schwungvoll in die Bahnhofstoilette übergibt, ist übrigens schwanger.

Wissen schafft Vertrauen

Schwangerschaftsanzeichen

Kreislaufprobleme, starke Stimmungsschwankungen (bis hin zu depressiven Episoden), vor allem auch Blutungen und Unterleibschmerzen finden keinen Platz auf der Leinwand, obwohl auch sie typische Zeichen einer Frühschwangerschaft sein können. Dies zu wissen und zu verstehen, macht einiges leichter.

1. Übelkeit

Die sprichwörtliche Übelkeit ist ein normaler, wenn auch sehr lästiger, Umstand in frühen Schwangerschaftswochen und hat vorerst keinen Krankheitswert. Nicht jede Übelkeit ist gleich eine Hyperemesis gravidarum (die mit starken Elektrolytverschiebungen und Gewichtsverlust durch mehrmaliges Erbrechen am Tag einhergeht). Es besteht dabei ein möglicher Zusammenhang zwischen den Beschwerden und dem hCG-Spiegel (humanes Choriongonadotropin, Schwangerschaftshormon) im Blut. Die größte Belastung ist um die 8. bis 12. Schwangerschaftswoche zu erwarten. Zwischen der 14. und 16. Woche ist in der Regel das Schlimmste überstanden, und die Übelkeit geht in den meisten Fälle wieder zurück (Ausnahmen bestätigen leider die Regel).

2. Müdigkeit

Gerade in den ersten Wochen der Schwangerschaft kommt es durch die körperlichen Anpassungsvorgänge bei der Mutter, über die wir schon gesprochen haben, zu neuen Verhältnissen. Das Blut wird verdünnt, ein neuer Kreislauf wird erschlossen, die biochemischen Prozesse potenzieren sich. All das kostet Energie. Ein Verbrauch, der sich in ausgeprägter mütterlicher Müdigkeit zeigt. Dein Tagesablauf gleicht dem eines Faultiers? Völlig normal. Gönn dir den Schlaf, du hast ihn nötig.

3. Empfindliche Brüste

Ab dem Moment der Befruchtung zündet dein Körper ein Hormonfeuerwerk, das den gesamten Körper durchflutet. Deine Brüste werden schon jetzt auf die Ernährung eines kleinen Menschen vorbereitet. Zahlreiche Umbauprozesse und eine generelle Erweiterung der Milchdrüsen lassen die Brüste praller und empfindlicher werden. Männer dürfen jetzt staunend gucken, aber nicht anfassen. Du fühlst dich wahrscheinlich in die Pubertät zurückversetzt, wo es mit der Empfindlichkeit der Brüste ähnlich war.

4. Häufiges Wasserlassen

Auch hier darfst du gern den Hormonen den schwarzen Peter zuschieben. Sie sorgen dafür, dass dein Körper mehr Blutplasma produziert und so die Durchblutung steigert. Auch die der Nieren. Mehr Flüssigkeit trifft nun auf aktivierte Nieren. Der stündliche Gang zur Toilette beginnt früh. Das wachsende und auf die Harnblase drückende Kind macht es auch nicht besser. Alles normal. Wer sich so etwas ausgedacht hat? Frage nicht, aber Bewegung tut einer Schwangeren gut.

5. Blutungen

Machen Angst. Keine Frage. Doch sie sind keine Seltenheit. Blutungen betreffen bis zu ein Drittel der Schwangeren vor der 20. SSW und sind in der Hälfte der Fälle ungefährlich. Gleich zu Beginn einer Schwangerschaft kann es zu einer Einnistungsblutung kommen. Der Embryo dringt in die Schleimhaut der Gebärmutter ein, bis er auf kleinste Gefäße, die sogenannten Spiralarterien, trifft. Dies kann zu einer Blutung und einem Hämatom (Bluterguss) führen. Dieses Hämatom kann noch lange Zeit abbluten.

Blutungen können aber natürlich auch Vorboten einer drohenden Fehlgeburt sein. Das ist auch der Grund, warum der Schreck für viele Paare so groß ist. Eine anhaltende, frische oder starke Blutung in der Schwangerschaft gehört ärztlich abgeklärt. Vergleiche die Blutung mit deiner Menstruation. Ist sie so stark wie deine Periode? Ist die Blutung frisch rot im Gegensatz zu einer eher dunklen und bräunlichen Blutung? Hält die Blutung trotz Beine hochlegen und Ruhe an? Vergibst du hier dreimal ein »Ja«, solltest du die Blutung zeitnah ärztlich abklären lassen. Im Zweifel fragen!

6. Schmerzen

Ziehen und Stechen im Unterbauch oder in der Leiste bis in die Vagina und auch periodenähnliche Krämpfe sind häufig und oft kein Grund zur Besorgnis. Sie sind auch Anzeichen einer Frühschwangerschaft und den enormen Veränderungen deines Körpers geschuldet. Hormonell bedingte Darmträgheit, also Verstopfungen, machen diese Beschwerden nicht gerade besser. Natürlich bereiten sie auch oft Sorge und gerade, wenn sie mit einer frischen Blutung auftreten, sollten auch diese – jetzt Symptome – abgeklärt werden.

7. Veränderungen der Sinne und des Gemüts

Vor allem der Geruchssinn und damit auch der Geschmack ändern sich hormonell bedingt plötzlich und verwandeln so manche Vorliebe in eine Aversion. Frühere Kaffeejunkies rennen allein beim Geruch des schwarzen Heißgetränks würgend Richtung Toilette, und die früher verschmähten sauren Gurken werden nun genüsslich mit einem Klacks Schokocreme verzehrt. Verwundert schauen nun viele Schwangere dem zur Toilette stürzenden Partner hinterher. Ähnlich überraschend sind so manche Gemütsregungen. Die schlecht gemachte Werbung für Kosmetikartikel rührt plötzlich zu Tränen, und der sich bemühende Partner wird zur Inkarnation des Teufels. Wut, Trauer, Euphorie, Lust, Missgunst. All dies liegt nun eng beieinander. Solltest du längere Zeit Antriebslosigkeit und Freudlosigkeit im Leben verspüren, sprich deine Ärzte darauf an. Auch depressive Episoden können, wenn auch seltener, vorkommen.

MUTTERPASS UND VORSORGE

Nun betreten wir einen Abschnitt, der schwangere Paare häufig vor große Herausforderungen stellt. Und uns Ärzte nebenbei bemerkt auch. Die Mutterschaftsvorsorge ist zwar in den Mutterschaftsrichtlinien verankert und gibt einen Leitfaden vor, an den sich Ärztinnen und auch Paare halten sollten, doch man kommt nicht umhin, sie manchmal als etwas eingestaubt zu empfinden. Aus einer Zeit vor steigenden Kaiserschnittraten, gehäuften Kinderwunschbehandlungen, Lifestyle- und Ernährungsveränderungen, älter werdenden Eltern, vor Hightech-Ultraschallgeräten und ausgereiften Blutuntersuchungen. Ich führe dich jetzt Stück für Stück durch die Vorsorge einer Schwangeren und verweise auch immer wieder auf ein wichtiges Dokument, das aktuell noch in formschönen Filzhüllen oder selbst genähten Täschchen steckt, zukünftig aber durch eine Versicherungskarte ersetzt werden wird. Den Mutterpass. Nachdem wir besprochen haben, was in einer Schwangerschaft zur Vorsorge zählen sollte, kommen wir im nächsten Kapitel dazu, was Vorsorge darüber hinaus leisten kann und könnte. Die Pränataldiagnostik.

Die Mutterschaftsrichtlinien

Sie sind Richtlinien des Gemeinsamen Bundesausschusses, dessen erste Fassung älter ist als der Verfasser dieser Zeilen. Sie wurden zwar immer wieder leicht angepasst und ergänzt, grundsätzlich bestehen diese verstaubten Richtlinien aber seit Jahrzehnten. Trotz medizinischen Fortschrittes und neuer Erkenntnisse und Möglichkeiten. Die Mutterschaftsrichtlinien legen den Umfang und die Häufigkeit der Vorsorgeuntersuchungen in der Schwangerschaft fest. Die Fragen, wie oft und wann du als werdende Mutter im Verlauf der Schwangerschaft gewogen werden solltest, welche Blutuntersuchungen anstehen und wie viele Ultraschalluntersuchungen vorgesehen sind, werden dir hier beantwortet. Ziel ist die Früherkennung von Störungen und Beschwerden in der Schwangerschaft und/oder die Früherkennung von Risikoschwangerschaften und dementsprechend Risikogeburten.

Die Vorsorgeuntersuchungen

Wann und wie oft?

Der positive Schwangerschaftstest beschert nicht nur feuchte Hände, sondern auch die Frage nach dem ersten Termin bei der Frauenärztin. Hier gibt es keine festgelegte Regel. Du kannst in deiner Frauenarztpraxis anrufen, sobald du festgestellt hast, dass du schwanger bist, oder auch ein paar Tage abwarten. Wenn man sehr früh dran ist, muss man nicht unbedingt schon etwas im Ultraschall sehen, das ist völlig okay. Du wirst dann einfach noch mal etwas später einbestellt.

- Bis zur 32. Woche erfolgen die Vorsorgetermine bei unkompliziertem Verlauf in vierwöchigem Abstand.
- Ab der 32. Woche besucht man die Frauenarzt- oder Hebammenpraxis etwas häufiger, nämlich im Zwei-Wochen-Rhythmus.

Was wird gemacht?

Nehmen wir noch mal den Zeitpunkt mit den feuchten Händen. Beim ersten Arztbesuch nach einem positivem Test oder Signal wirst du untersucht, beraten und bekommst vielleicht sogar schon den Mutterpass. Nimm gern auch schon ein paar Fragen mit. Ernährung, Verhaltensweise, Impfungen, Nahrungsergänzung, aber auch berufliche Fragen sind wichtige Punkte, die geklärt werden sollten. In der ersten Vorsorgeuntersuchung ist vor allem deine Vorgeschichte, also die Anamnese, wichtig. Welche Vorerkrankungen gibt es, nimmst du Medikamente ein, bist du schon Mutter, wie verlief die Geburt und vieles mehr. Außerdem erfolgt eine körperliche sowie gynäkologische Untersuchung, Blutentnahme, Urinprobe und auch die Waage wird zum ersten Mal aktiviert. Alle Ergebnisse landen dann im Mutterpass. Mittlerweile gibt es eine Fülle an Smartphone-Apps, die dich durch die Schwangerschaft begleiten und dir übersichtlich zeigen, welche Untersuchungen anstehen und worauf du achten solltest.

Die Folgeuntersuchungen sind darauf bedacht, den Schwangerschaftsverlauf zu beobachten. Regelmäßig werden Gewicht, Blutdruck und Urin kontrolliert und je nach Notwendigkeit findet eine gynäkologische Untersuchung statt. Je nach Vorerkrankungen können auch andere Tests nötig sein. Ebenfalls stehen Untersuchungen auf Schwangerschaftsdiabetes, Blutuntersuchungen auf Infektionen oder wegen anderer Stoffwechselstörungen auf dem Programm.

Wenn euch als Paar bestimmte Fragen beschäftigen, schreibt sie auf und nehmt sie mit zur Vorsorge.

Seht jede Vorsorge auch ein Stück weit als Beratungsangebot. Sorgen, Ängste oder einfach nur Erklärungsbedarf sind häufig in einer Schwangerschaft und füllen auch bei mir manchmal einen ganzen Termin.

Natürlich erfolgen im Rahmen der regulären Vorsorge auch ab und an Ultraschalluntersuchungen. Ab und an trifft es gut. Um genau zu sein, sind in den Mutterschaftsrichtlinien bei unkompliziertem Verlauf nur drei Ultraschalluntersuchungen in neun Monaten vorgesehen. Das erste Screening findet zwischen der 9. und 12. Schwangerschaftswoche statt, das zweite in der 19. bis 22. Woche und das dritte und letzte Screening in der 29. bis 32. Bei Auffälligkeiten oder kontrollbedürftigen Verläufen kann es natürlich mehr Untersuchungen geben. Seit Kurzem gibt es eine neue Strahlenschutzverordnung, die besagt, dass Ultraschall nur noch bei medizinscher Notwendigkeit erfolgen soll. Lass dich hiervon nicht aus der Ruhe bringen. Die Vorsorge bleibt, wie sie ist, und bei Risikoschwangerschaft erfolgen natürlich auch mehr als die drei Ultraschalluntersuchungen.

Der Mutterpass

Er ist quasi das Dokumentationsorgan für deine Schwangerschaft. Alle Untersuchungen, ob körperliche Untersuchungen, Bluttests oder Ultraschallbefunde, werden in dieses kleine Heft eingetragen. Hier wird der mutmaßliche Entbindungstermin festgelegt und aufgeschrieben, welche Blutgruppe du hast, ob Risiken für Schwangerschaft und/oder Geburt vorhanden sind und vieles mehr. Bis zu zwei Schwangerschaften finden darin Platz. Du solltest den Mutterpass immer dabeihaben, da hier im Notfall wichtige Informationen für Ärzte und Hebammen verewigt sind. Ganz ehrlich: Wirklich formschön ist er nicht. Und die ärztliche Handschrift samt kryptischer Kürzel macht ihn nicht übersichtlicher. Halte dich daher ruhig an die alte Weisheit: »Fragen kostet nichts«. Wenn du dich mit deinem Mutterpass beschäftigst und nicht weißt, was etwaige Untersuchungen bezwecken oder was eine bestimmte Buchstabenkombination heißt, dann frag bei deiner Frauenarztpraxis oder Hebamme nach.

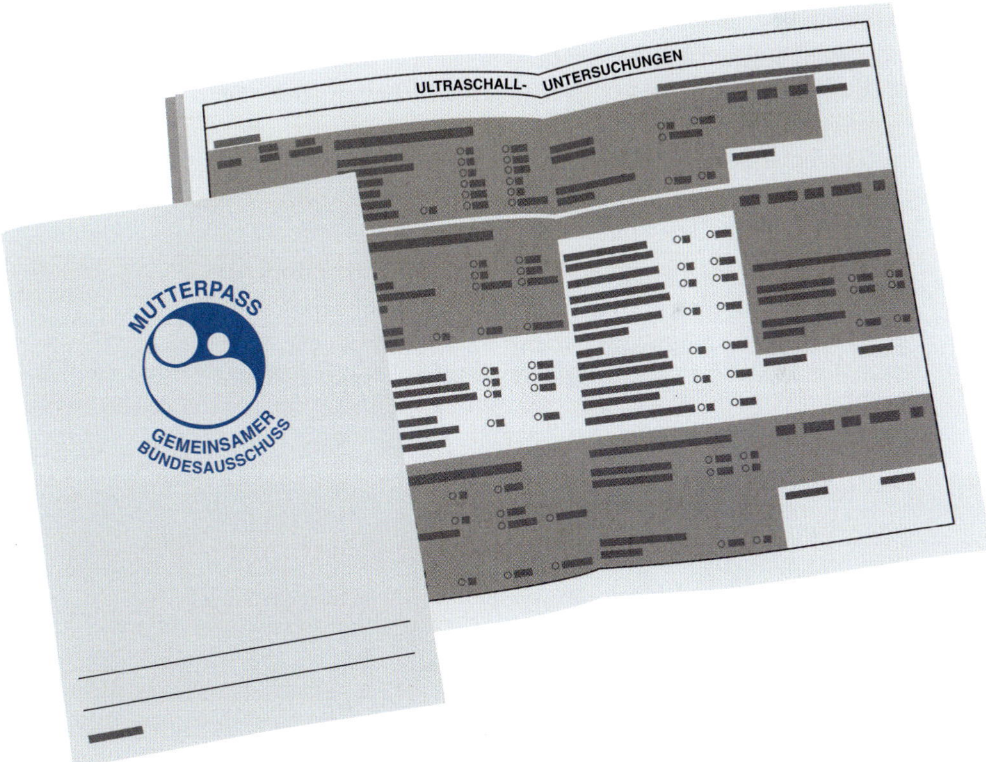

Risikoschwangerschaft

»Bin ich jetzt einen Risikoschwangere?« ist eine Frage, die mich immer wieder erreicht, wenn es in der Vorgeschichte eine oder mehrere Auffälligkeiten gab. Viele empfinden diesen Begriff als Stigma, andere wünschen sich den Zusatz sogar. Ob und warum deine Schwangerschaft eventuell mit einem erhöhten Risiko behaftet ist, entscheidet letztlich deine Frauenärztin und nicht ein gesetztes Kreuz im Anamneseteil des Mutterpasses. Risikoschwangerschaften bedeuten, dass für Mutter oder Kind ein erhöhtes Risiko für Komplikationen während der Schwangerschaft oder bei der Geburt vorliegt, was eine intensivierte Vorsorge mit sich bringt. Dieser Status ist als imaginäres rotes Ausrufezeichen gedacht und sollte entsprechend nur in begründeten Fällen vergeben werden.

Besonders das Alter der Mütter rückt in der heutigen Zeit mehr und mehr in den Fokus. Frauen bekommen heutzutage später Kinder. Frauen zwischen 20 und 29 Jahren haben medizinisch gesehen das geringste Risiko für Komplikationen. Davor und danach steigt das spezifische Risiko.

Psychologisch gesehen ist ein höheres Alter der Mutter durch die damit häufig einhergehende stabilere Lebensphase und Partnerschaft oft als vorteilhaft anzusehen.

Studien zeigen auch, dass ältere Frauen bewusster leben und sich gesünder ernähren. Ein Lifestyle, der natürlich auch den Kindern zugutekommt. Allerdings birgt das zunehmende Alter auch einige Risiken für Komplikationen, da auf zellulärer Ebene häufiger Fehler auftreten, die nicht repariert werden können. Fehl- oder Frühgeburten sind die Folge. Auch das Risiko für chromosomale Veränderungen beim Kind ist bei Müttern über 35 signifikant erhöht.

PRÄNATALDIAGNOSTIK – WAS KANN, WAS MUSS UND WAS IST, WENN?

»Ihr müsst euch auch überlegen, was passiert, wenn das Ergebnis nicht positiv ist. Was ist, wenn bei dem Test rauskommt, dass das Kind vielleicht eine Trisomie oder andere Fehlbildungen hat? Welche Konsequenz zieht ihr daraus?«

In meinen Gesprächen über die Pränataldiagnostik sind diese Fragen ein ganz wesentlicher Aspekt meiner Aufklärung über die Möglichkeiten der vorgeburtlichen Untersuchungen auf Fehlbildungen oder Chromosomenstörungen beim ungeborenen Kind. Dieser Punkt ist so fest in meinem Hinterkopf verankert, dass ich ihn nie vergesse zu erwähnen. Das Thema Pränataldiagnostik wird uns noch lange beschäftigen. Moralisch und ethisch. Das Sicherheitsbedürfnis bei Eltern wird größer. Es gibt viele, die vorher schon wissen wollen, was in dem sich rundenden Bauch heranwächst. Parallel zu diesem Bedürfnis wachsen auch die medizinischen Möglichkeiten. Ein Thema für sich. Beginnen wir aber mit den Fakten.

Pränataldiagnostik bedeutet »vorgeburtliche Untersuchung«. Unter diesem Begriff werden verschiedene Tests zusammengefasst, die gezielt nach Hinweisen auf Fehlbildungen oder Störungen beim ungeborenen Kind suchen. Wichtiger Punkt zu Beginn: Die Ergebnisse können nicht garantieren, dass ein Kind vollkommen gesund zur Welt kommt. Sie geben statistische Wahrscheinlichkeiten an. Etwa drei bis fünf Prozent aller Kinder werden mit relevanten Fehlbildungen geboren. Dies nennt man das »Basisrisiko«. Das heißt aber auch:

95 bis 97 Prozent aller Babys sind bei der Geburt vollkommen gesund.

Es gibt seit Jahren verschiedene Methoden der Pränataldiagnostik, die sich in einem ständigen Prozess befinden. Ziel ist es, möglichst nebenwirkungsfrei, sicher und früh eine möglichst aussagekräftige Prognose über die Unversehrtheit des Kindes treffen zu können. Grundsätzlich kann man zwischen invasiven (das heißt mit körperlichen Eigriffen verbunden) und nicht invasiven Tests unterscheiden. Nachdem du die verschiedenen Möglichkeiten gleich gelesen hast, wirst du dich (und mich) zu Recht fragen: Welchen Test soll ich denn jetzt machen und was kostet welcher Test? Übernehmen ihn die Krankenkassen? Doch bleiben wir zunächst bei den Fakten

Nicht invasive Pränataldiagnostik

NIPD

NIPD steht für Nicht invasive Pränataldiagnostik. Das Prinzip: Das Blut der Mutter wird auf kindliches, zellfreies Erbgut (DNS) untersucht. Diese kindlichen DNS-Fragmente ermöglichen eine Untersuchung auf genetische Störungen.

- Wann: Der Test ist ab Schwangerschaftswoche 10 + 0 möglich.
- Das wird gemacht: Blutuntersuchung der Mutter auf Trisomie 13, 18 und 21 sowie auf eine veränderte Anzahl der Geschlechtschromosomen.
- Bewertung: Das Ergebnis ist als sehr sicher einzustufen (> 95 Prozent). Wichtig zu wissen: Es handelt sich aber lediglich um einen Suchtest. Eine Diagnose wird durch das Ergebnis nicht gestellt. Je nach Ergebnis erfolgt dann eine weiterführende Diagnostik durch einen invasiven Pränataltest.

Ersttrimesterscreening

Das Ersttrimesterscreening ist eine Kombination aus bestimmten Ultraschallbefunden und einer Zusammenschau von Blutwerten und mütterlichen Daten wie Alter und Gewicht. Die Ergebnisse werden zusammengefasst, und auf dieser Grundlage wird eine statistische Einschätzung erstellt, wie hoch das Risiko für eine Chromosomenstörung oder Fehlbildung ist.

- Wann: Durchführung zwischen Woche 11 + 4 und 13 + 6 möglich.
- Das wird gemacht: Diverse gezielte Ultraschalluntersuchungen beim Kind. Unter anderem die berühmte Nackentransparenzmessung (das ist ein flüssigkeitsgefüllter Bereich zwischen Nackenhaut und Wirbelsäule des Kindes, vgl. Abbildung), aber auch das kindliche Nasenbein sowie die Blutgefäße und deren Durchblutung können Hinweise auf Fehlbildungen und genetische Störungen geben. Außerdem erfolgt eine mütterliche Blutuntersuchung mit bestimmten wichtigen Parametern, die in einer speziellen Konstellation auch für und gegen eine Störung sprechen.
- Bewertung: Durchgeführt von einem Pränataldiagnostiker kann eine valide Risikoabschätzung erfolgen. Bei Auffälligkeiten erfolgt eine weiterführende Diagnostik durch einen invasiven Pränataltest.

Triple-Test

Diesen Test möchte ich nur der Vollständigkeit aufführen, da er durch viele falsch positive Ergebnisse nahezu verschwunden ist.

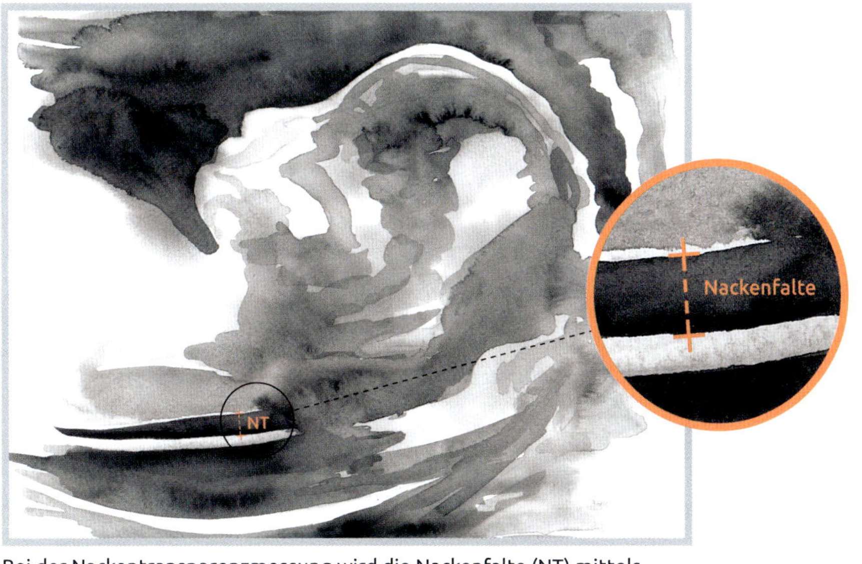

Bei der Nackentransparenzmessung wird die Nackenfalte (NT) mittels Ultraschall an ihrer breitesten Stelle gemessen.

- Wann: zwischen 15. und 18. SSW
- Das wird gemacht: Mütterliche Blutuntersuchung, die in einer bestimmten Konstellation eine Aussage auf Störungen erlauben können (hCG, AFP und Östriol). Zusammenschau der Labordaten, des mütterlichen Alters und Gewichts und des genauen Gestationsalters sowie einer entsprechenden Risikoeinschätzung.
- Bewertung: Der Test ist ein reiner Suchtest. Er kann keine Diagnose stellen. Bei Auffälligkeiten muss eine invasive Pränataldiagnostik erfolgen. Da er in der Vergangenheit vermehrt falsch positive und falsch negative Ergebnisse geliefert hat, ist er umstritten und steht in der Kritik.

Die Feindiagnostik

Die Feindiagnostik beschreibt eine hochauflösende Ultraschalluntersuchung, die über den vorgeschriebenen Basisultraschall in den Mutterschaftsrichtlinien hinausgeht. Stell dir einfach vor, nicht dein Partner beurteilt dein Outfit, sondern die Schwiegermutter. Es wird also wirklich kritisch auf jedes Detail geachtet und entsprechend bewertet. Das Kind wird vermessen, die Organe werden einzeln kontolliert, das Gesicht wird auf mögliche Auffälligkeiten wie eine Lippen-Kiefer-Gaumenspalte oder einen Wasserkopf untersucht. Rumpf und die Bauchdecke werden begutachtet und das Herz unter die Lupe genommen. Die Blutgefäße des Kindes und dessen Anatomie werden angeschaut. Sind auch alle Herzklappen da, wo sie sein sollen, wie ist die Durchblutung der Plazenta, der Nabelschnur und des kindlichen Gehirns?

Mit dieser Untersuchung sollen Fehlbildungen festgestellt, aber auch drohende Risiken wie eine Plazentainsuffizienz, ausgeschlossen werden. Bei bestimmten Auffälligkeiten kann dank der Früherkennung eventuell rechtzeitig gegengesteuert werden.

- Wann: Zwischen der 19. und der 22. Schwangerschaftswoche
- Bewertung: Durchgeführt von einem Pränataldiagnostiker kann eine valide Risikoabschätzung erfolgen. Bei Auffälligkeiten wird ein invasiver Pränataltest durchgeführt. Ob deine Frauenarztpraxis Pränataldiagnostik anbietet, erfahrt ihr auf Nachfrage.

Invasive Pränataldiagnostik

Bei den invasiven Tests wird in den Körper der Mutter und des Kindes eingegriffen. Daher werden sie als invasiv bezeichnet. Ziel ist es, kindliches Zellmaterial zu gewinnen, um es auf genetische Abweichungen zu untersuchen. Diese Zellen können aus dem Fruchtwasser, dem Mutterkuchen oder der Nabelschnur gewonnen werden.

Natürlich birgt ein solcher Eingriff auch ein gewisses Risiko für Komplikationen, das aber über die Jahre als gering einzustufen ist, wie ihr gleich sehen werdet. Diese Tests können im Gegensatz zu den eben genannten Suchtests eher eine Diagnose sichern, sie sind also sehr aussagekräftig.

Fruchtwasserpunktion (Amniozentese)

Der Name ist Programm. Mit einer dünnen Nadel wird über die Bauchdecke der Mutter die Fruchthöhle punktiert und eine kleine Menge Fruchtwasser gewonnen (vgl. Abbildung). Dieses Fruchtwasser enthält Zellen des Kindes, die anschließend untersucht werden und so eine genaue Aussage über mögliche Störungen ermöglichen.

- Wann: ab 15. Schwangerschaftswoche, in Ausnahmefällen schon ab der 12. Woche (besonderes Risiko)

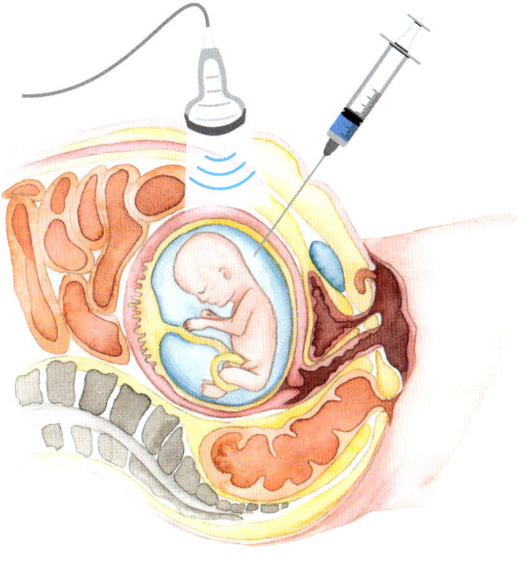

- Bewertung: Das Ergebnis stellt eine Diagnose und gilt als sehr sicher. Das Risiko, dass bei dem Eingriff Komplikationen auftreten, liegt bei ungefähr 0,1 bis 0,2 Prozent.

Plazentapunktion (Chorionzottenbiopsie)

Das Prinzip erinnert an die Vorgehensweise bei der Amniozentese. Auch hier wird mit einer dünnen Nadel, entweder über die Bauchdecke oder vaginal, Plazentagewebe entnommen. Diese Zellen werden auf Störungen des Erbguts untersucht. Der wichtigste Unterschied zur Fruchtwasserentnahme besteht darin, dass die Chorionzottenbiopsie früher, meist ab der 10. Woche, durchgeführt werden kann.

- Wann: Ab der 10. SSW
- Bewertung: Das Ergebnis stellt eine Diagnose und gilt als sehr sicher. Das Risiko, dass bei dem Eingriff Komplikationen auftreten, liegt bei ungefähr 0,5 Prozent.

Wann ist eine Pränataldiagnostik nötig?

Alle Untersuchungen im Rahmen der Pränataldiagnostik, aber vor allem die nicht invasiven Methoden, gehen über die Untersuchungen gemäß der Mutterschaftsrichtlinien hinaus und werden ohne medizinische Indikation nicht von den gesetzlichen Krankenkassen übernommen. Eine medizinische Indikation liegt vor, wenn bei den regulären Ultraschalluntersuchungen Auffälligkeiten festgestellt werden, die Schwangerschaft mit einem Risiko behaftet ist oder bereits Geschwisterkinder mit einer Fehlbildung geboren wurden. In diesen Fällen können die Tests bei der Krankenkasse geltend gemacht werden. Auch bekannte Erbkrankheiten in der Familie können ein Grund für eine Kostenübernahme sein. Im Zweifel fragt man bei der jeweiligen Krankenkasse freundlich nach. Sollte man sich als Paar ohne konkretes Risiko für eine Untersuchung entscheiden, ist dieser Wunsch zwar völlig legitim, muss aber privat gezahlt werden.

Eine gute Aufklärung gehört dazu

Eine gute und ausführliche Aufklärung nach den Vorgaben des Gendiagnostikgesetzes gehört unabdingbar zur Beratung, bevor eine

Methode der Pränataldiagnostik zum Einsatz kommt. Die zuständigen Ärzte brauchen dafür eine entsprechende Qualifiktion, die nur im Rahmen einer Fortbildung erworben werden kann. Es mag einem etwas eigenartig vorkommen, wenn über den Familienstammbaum oder etwaige Stoffwechselerkrankungen der Großmutter gesprochen wird, wo es doch um einen selbst und das Baby gehen sollte. Diese Informationen sind aber enorm wichtig, um abschätzen zu können, ob und mit welcher Wahrscheinlichkeit eine Fehlbildung oder andere Auffälligkeiten auftreten könnten.

Es gibt zum Beispiel bestimmte genetische Merkmale, die ausschließlich von der Mutter an ihre Töchter übertragen werden. Die Mitochondrien, die Kraftwerke und Energielieferanten unserer Zellen, werden beispielsweise ausschließlich X-chromosomal vererbt, also von Mutter zu Tochter. Frauen besitzen zwei X-Chromosomen, wobei ein intaktes X-Chromosom reicht, um einen gesunden Menschen heranwachsen zu lassen. Männer jedoch besitzen ein X- und ein Y-Chromosom. Sie können einen möglichen Defekt auf dem X-Chromosom nicht kompensieren und erkranken an solchen genetischen Störungen, die vom X-Chromosom der Mutter herrühren. Dies wird vielleicht erst richtig deutlich, wenn man in die Vergangenheit schaut und den Stammbaum des Paares näher betrachtet.

Wenn sich ein Paar nach dem aufklärenden Gespräch mit der Frauenärztin für eine Methode der Fehlbildungsdiagnostik entscheidet, wird zunächst ein nicht invasiver Test durchgeführt (siehe S. 75). Statistisch gesehen wird am häufigsten ein früher Ultraschall im Sinne des Erstrimester-Screenings durchgeführt, der auch in den allermeisten Fällen keinen Anlass zur Sorge bietet. Ein offizieller Algorithmus schlägt dann vor, dass das Basisrisiko im konkreten Fall als gering einzuschätzen ist und auf weitere Diagnostik verzichtet werden kann. Den meisten Paaren reicht dieses Ergebnis und sie gehen beruhigt nach Hause. Falls dem Paar ein Test nicht reicht und das Sicherheitsbedürfnis weiter hoch ist, kann natürlich noch ein sogenannter Nicht invasiver Pränataldiagnostik-Test (NIPD, siehe S. 76) nachgeschaltet werden. Die Kosten für diese individuelle Gesundheitsleistung trägt in der Regel das Paar selbst.

Was passiert bei Auffälligkeiten?

Auch wenn dies glücklicherweise selten vorkommt, gibt es natürlich Paare, bei denen der nicht invasive Test ausschlägt und vor einem möglichen Risiko warnt. In einem solchen Fall ist es an uns Frauenärztinnen, das Paar abzuholen, zu erklären und zu unterstützen. Man darf nicht vergessen, dass Paare diese Tests machen, um die Gewissheit zu erlangen, dass ihr Baby ganz gesund ist und alles gut wird. Obwohl der Gedanke weit im Hinterkopf schon einmal gedacht wurde, ist es eine gewaltige Erschütterung und ein Einschnitt in das Urvertrauen, wenn tatsächlich ein auffälliger Befund vorliegt. In solchen Fällen möchte ich Paare kaum aus den Augen lassen. Das persönliche Gespräch über das weitere Vorgehen gibt Halt und Kraft.

Sollte sich eine Auffälligkeit bei einem nicht invasiven Pränataltest ergeben, folgt nun ein invasiver Test (siehe S. 79), um eine Diagnose auszuschließen oder zu erhärten. Welche invasive Untersuchung Sinn macht oder zielführender ist, muss immer individuell besprochen werden. Angenommen, ein solcher nachgeschalteter Test bestätigt die Diagnose einer chromosomalen Störung oder einer anderen einschneidenden Erkrankung des Babys, ist es essenziell und von unschätzbarem Wert, mit der Frauenärztin zu sprechen. Wie geht es weiter, was soll man tun? Fragen zur Prognose, Lebenserwartung und natürlich auch zur zukünftigen Lebensqualität des Kindes sind genauso wichtige und berechtigte Fragen wie Überlegungen zum wirtschaftlichen und sozialen Umfeld des Paares. Der Schock sitzt tief und sollte nie vernachlässigt werden.

Ergänzende Beratungsangebote können den betroffenen Paaren Halt und Kraft geben.

Zu den Aufgaben der Frauenärztinnen gehört in einem solchen Fall auch das Angebot einer ergänzenden psychosozialen Beratung bei einer Beratungsstelle, Selbsthilfegruppe oder die Vermittlung zu einem Behindertenverband.

WENN ES ZWICKT UND ZWACKT

»Wie geht's?« Diese Frage stelle ich jeder Schwangeren, die in meinem Sprechzimmer Platz nimmt. Dahinter steht nicht die gängige Small-Talk-Floskel aus dem Alltag, sondern die ganz ernst gemeinte Frage nach dem Befinden der schwangeren Frau. Als Schwangere ist man ja nicht krank, sondern *nur* schwanger, wie es immer so schön heißt. Trotzdem fühlen sich viele Frauen, die in meine Praxis kommen, so manches Mal wie nach einer Woche Grippe mit Fieber. Vieles am Körper tut weh, der Magen rebelliert, die Füße schmerzen und die Beweglichkeit lässt nach. Beinahe jede werdende Mama berichtet von Problemen, Sorgen und körperlichen Unpässlichkeiten. Das gehört einfach dazu. Ich möchte dir im Folgenden die gängigsten körperlichen Probleme präsentieren, und bin mir sicher, dass sich die ein oder andere Frau hier wiederfindet.

Ziehen, Drücken und der harte Bauch

Kurz noch mal ein Schwenk zur Anatomie. Deine Gebärmutter ist in deinem Unterbauch an verschiedenen Muskeln und Bändern aufgehängt. Sie schwebt quasi mittig in dir, ähnlich wie eine Hängematte, die zwischen zwei Bäumen aufgehängt ist. Je schwerer der Inhalt dieser Hängematte wird, desto mehr Belastung erfahren die Bänder und vor allem deren Aufhängung. Projiziert auf den weiblichen Körper heißt das: Es zieht und drückt – oft bis in die Leiste. Dein Baby wächst nicht nur stetig und kontinuierlich, sondern sehr oft auch schubweise, sodass die Belastung dieser Bänder gerade in den Wochen 14 bis 20 und 24 bis 30 enorm sein kann.

Überall Wasser

Schaut man in den ersten Monaten der Schwangerschaft an sich herunter, scheint es verwunderlich, wie man auf der Waage zugenommen haben soll, ohne dass der Bauch wesentlich gewachsen wäre. Später stellt man fest, dass der Ehering oder die Lieblingsschuhe nicht mehr wirklich passen. Schuld an beidem sind sehr oft Ödeme im Bindegewebe. Wasser gelangt aus den Blutgefäßen, die hormonell bedingt durchlässiger werden, ins Bindegewebe und führt dazu, dass die Finger dicker werden, die Füße abends geschwollen sind und schmerzen und das Gesicht rund und rosig aussieht. Oft hört man als werdende Mama: »Mensch siehst du gesund und erholt aus. Die Schwangerschaft tut dir richtig gut, was?« Durch die ödembedingt straff gezogene Haut, die weiblichen Kurven und die vermehrte Durchblutung wirkst du erholt und gut genährt, auch wenn du dich eventuell komplett konträr zu deiner äußeren Erscheinung fühlst.

Sodbrennen, Verstopfungen und Hämorrhoiden

Die Schwangerschaftshormone durchfluten den gesamten Körper und beeinflussen in den nächsten Monaten beinahe jedes Organsystem nachhaltig. So auch Magen, Darm und Gefäßsystem. Das Gelbkörperhormon Progesteron lässt die Verschlussmuskulatur deiner Speiseröhre entspannen, weshalb dir gerade abends in der horizontalen Position Verdauungssäfte die Speiseröhre hochlaufen und gefühlt den Hals verätzen. Auch der Darm wird zunehmend träge und langsam. Blähungen, Verstopfungen und Unwohlsein sind nicht gerade zuträglich für das Wohlbefinden, sind aber ebenso typisch wie normal. Die Druckzunahme im kleinen Becken durch Gebärmutter und Kind führt dazu, dass Gefäße in diesem Bereich gestaut werden. Entsprechend staut sich Blut zurück, was zu den unbeliebten Hämorrhoiden führt. Sehr häufig verschwinden diese nach der Geburt wieder – aber das kann ein bisschen dauern.

Rücken- und Schambeinschmerzen

Auch vor Gelenken, Knochen und Sehnen machen die Hormone nicht halt, was sich darin äußert, dass viele Frauen sich ab dem zweiten Schwangerschaftsdrittel fühlen, als seien sie 90 Jahre alt. Der Gang wird watschelig, der Rücken schmerzt, man weiß nicht mehr, wie man schlafen soll, und das Schambein scheint bei der nächsten Treppen-

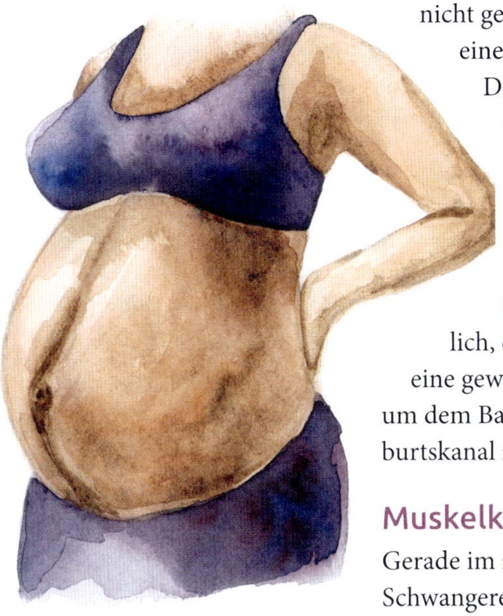

stufe zu explodieren. Ihr werdet es nicht gern hören, aber all das hat einen wohlüberlegten Sinn: Die Hormone weichen den starren Halteapparat der werdenden Mutter auf, sodass das Kind sich für die Geburt platzieren kann. Auch für die Geburt selbst ist es wesentlich, dass das weibliche Becken eine gewisse Flexibilität mitbringt, um dem Baby den Weg durch den Geburtskanal zu ermöglichen.

Muskelkrämpfe

Gerade im zweiten Trimester haben Schwangere einen erhöhten Bedarf an Mikronährstoffen und Spurenelementen. Der Mangesiumbedarf steigt ebenfalls, was sich in nächtlichen Wadenkrämpfen oder einem Hartwerden des Bauches äußern kann. Solche Krämpfe sind zwar unangenehm, aber unbedenklich.

Hautveränderungen

An Bauch, Brust und Oberschenkeln können durch die starke Dehnung und die Schwangerschaftshormone rötlich-bräunliche Dehnungsstreifen auftreten. Einmal entstanden, verschwinden die Streifen meist nie wieder ganz. Leider. Immerhin verblassen sie nach der Geburt und gehen in einen unauffälligeren silbrigen Farbton über. Ganz umgehen lassen sie sich bei den meisten Frauen nicht. Eincremen mit diversen Ölen kann Dehnungsstreifen zwar nicht verhindern, aber unter Umständen im Rahmen halten. Bei manchen Frauen tritt eine dunkle Linie (Linea nigra) auf, die vom Bauchnabel zum Schambein verläuft. Diese hormonbedingte Farbveränderung bildet sich in der Regel nach der Schwangerschaft zurück.

PARTNERSCHAFT UND DIE LIEBE

»Ach ihr zwei. Ihr werdet sehen. Es wird sich einfach alles verändern!«, lautet ein Satz, den man eigentlich nicht hören möchte, und vor allem bald nicht mehr hören kann. Nicht selten kommt er gut gemeint aus den Mündern befreundeter Paare, der eigenen Familie oder von Bekannten. Man kann und sollte sich diese Ratschläge natürlich anhören. Anschließend empfiehlt es sich, höflich und wissend zu lächeln und der beratenden Person seinen Dank auszusprechen. Wichtig für euch ist es, zu wissen und daran zu denken, dass ihr nicht das befreundete Paar, die eigenen Eltern von einst, oder andere Verwandtschaft seid. Ihr seid zwei ganze individuelle Menschen mit eigenen Charakterzügen und Eigenheiten. Mit einer eigenen Beziehung. Und ihr zeugt ein Kind, das ein individueller Mensch ist, mit allem, was dazugehört. All die Geschichten, vermeintlichen Weisheiten und Ratschläge sind Teil einer Art Eigentherapie ebensolcher Menschen, die eine besondere Zeit durchlebt haben und weiter erleben. Meist in guter Absicht. Aber ohne wesentliche Aussagekraft für euch.

Eine Schwangerschaft verändert nicht nur das eigene Leben, sondern auch das gemeinsame Sein.

Wir haben schon über die jeweiligen körperlichen und seelischen Veränderungen gesprochen. Als Individuum und als Paar. Ein ganz wesentlicher Aspekt ist der Konflikt der unterschiedlichen Wahrnehmungen. Es kommt nicht selten vor, dass sich manche Frau schon vor einem positiven Schwangerschaftsnachweis gedanklich voll und ganz mit Kinderwunsch und Schwangerschaft auseinandersetzt. Dies ist während der Schwangerschaft nicht anders. Von den 24 Stunden am

Tag vergeht kaum eine ohne den Gedanken an die Schwangerschaft, selbst dann, wenn die körperlichen und optischen Veränderungen noch gar nicht sichtbar sind. Ein Tag besteht oft aus »Darf ich, kann ich, muss ich?« und »Wow, ich brauche neue Hosen!«.

Der Mann braucht auch nach seinem dritten Kaffee am Tag nicht darüber nachzudenken, ob dies jetzt Auswirkungen auf das ungeborene Kind hat. Er braucht auch nicht darüber nachzudenken, ob das lange Sitzen bei der Arbeit dem Kind schaden könnte, oder ob es sich beim Ausschlag des Kollegen um Masern handeln könnte, gegen die er vermutlich nicht einmal geimpft ist.

Jetzt kommt ein wichtiger Punkt, um diese Diskrepanz der Empfindungen nicht in einen Konflikt gipfeln zu lassen: Dinge unterschiedlich zu erleben, ist völlig normal. Die männliche Sichtweise hat nichts mit Ignoranz und Gleichgültigkeit zu tun und die weiblichen Empfindungen sind nicht gleich theatralisch und übervorsichtig. Der Unterschied liegt einfach in der Natur der Dinge. Sprecht miteinander darüber.

Sex

Viele Paare merken die Veränderung der Beziehung in ihrer Sexualität. Beziehungsweise in ihrem Nichtvorhandensein. Was früher ein spaßiger und befriedigender Dienstagabend war, ist nun … nur noch ein Dienstagabend. Die Lust ist vielleicht vergangen. Evolutionär gesehen macht das Sinn. Die Aufgabe ist erfüllt, der Genpool wurde erweitert, die DNS wurde weitergeben. Die weiblichen Hormone fahren hoch, die Empfindungen ändern sich. Er riecht anders, wirkt weniger attraktiv. Sie ist auch irgendwie anders. Kein Grund, die Beziehung infrage zu stellen. Es ist normal, während der Schwangerschaft (und darüber hinaus) weniger Lust aufeinander zu verspüren.

Die Angst, dem Baby zu schaden, ist ein weiterer Faktor für ein ausgebremstes Sexualleben. Unabhängig von seiner Konstitution ist die Angst des Mannes groß, das Kind berühren oder gar verletzen zu können. Dies hat nichts mit Übermut oder Selbstüberschätzung zu tun, sondern ist fest verankert auf seinen Genen. Familie wird beschützt. Basta.

Auch sie hat Schwierigkeiten bei der Vorstellung, Sex zu haben, wo doch gerade ein neues Kind wenige Zentimeter entfernt wächst und gedeiht. Wir dürfen nicht vergessen, dass Sex heute eine gesellschaftliche Notwendigkeit für eine intakte Beziehung zu sein scheint. Hat man nicht regelmäßig und freudig Spaß, gilt die Beziehung schnell als nicht leidenschaftlich oder gar angeknackst. Geschlechtsverkehr war aber vor vielen Jahren reinster Pragmatismus. Es hatte weder mit Spaß noch mit Zuneigung oder Liebe zu tun. Es ging um den Fortbestand der Spezies. Unserer armen breitschultrigen Vorfahren. Mittlerweile ist Sex der Inbegriff von Liebe und Vereinigung. Sex soll Spaß machen. Tut er dies nicht oder hat einer von beiden keine Lust, sollte das völlig okay sein. Übrigens kann ich alle Männer und Frauen beruhigen. Bei einer unkompliziert verlaufenden Schwangerschaft ist Sex gar kein Problem. Auch hier mein Tipp: Sprecht miteinander.

Paarzeit

Auch sie ändert sich. Gesprächsinhalte ändern sich. Frauen fangen an, zu planen, Einkaufslisten bei Online-Anbietern zu erstellen, Farbe zu kaufen für das Kinderzimmer, das es vielleicht noch nicht mal gibt. Sie suchen nach perfekten Wickelkommoden und machen sich Gedanken über die Windelmarke. Und das alles in den ersten Schwangerschaftswochen. Viele Männer verwirrt das im besten Fall. Andere verstehen nicht, was vor sich geht, und sind vielleicht genervt. Auch hier suchen wir in den Genen und der Evolution nach Antworten. Frauen sind Nestbauer. Frühzeitig wird geplant und gebaut. Alles muss schnell fertig sein. Denn hochschwanger ist man nicht mehr dazu in der Lage und bietet Angriffsfläche.

Die Paarzeit ändert sich also recht plötzlich und früh. Versucht neben all den Gedanken und Planungen Zeit für euch zu finden. Genießt die Schwangerschaft gemeinsam. Das gelingt nicht täglich. Arbeit, Haushalt und die berühmten Päckchen, die jeder zu tragen hat, lenken zwar auch ab, aber kosten auch Zeit. Versucht euch einfach einmal in der Woche einen Tag oder Abend für euch und den heranwachsenden Menschen zu nehmen. Das kann ein Fernsehabend sein, der Besuch bei Freunden oder einfach der Gang zum Lieblingsrestaurant. Versucht ein Ritual zu etablieren, einen Termin von mir aus, der fest im Kalender steht. So kommt ihr trotz Nestbau zu eurer ganz neuen und besonderen Paarzeit.

Wie ihr seht, verändert die Schwangerschaft einige Dinge. Befreundete Paare und Bekannte hatten also nicht unrecht. Veränderungen sind aber nicht per se schlecht, sondern einfach nur neu. Und neu ist besonders und eine Herausforderung. Für euch persönlich, aber auch als Paar. Doch Herausforderungen fördern auch, vor allem, wenn ihr sie als Team meistert.

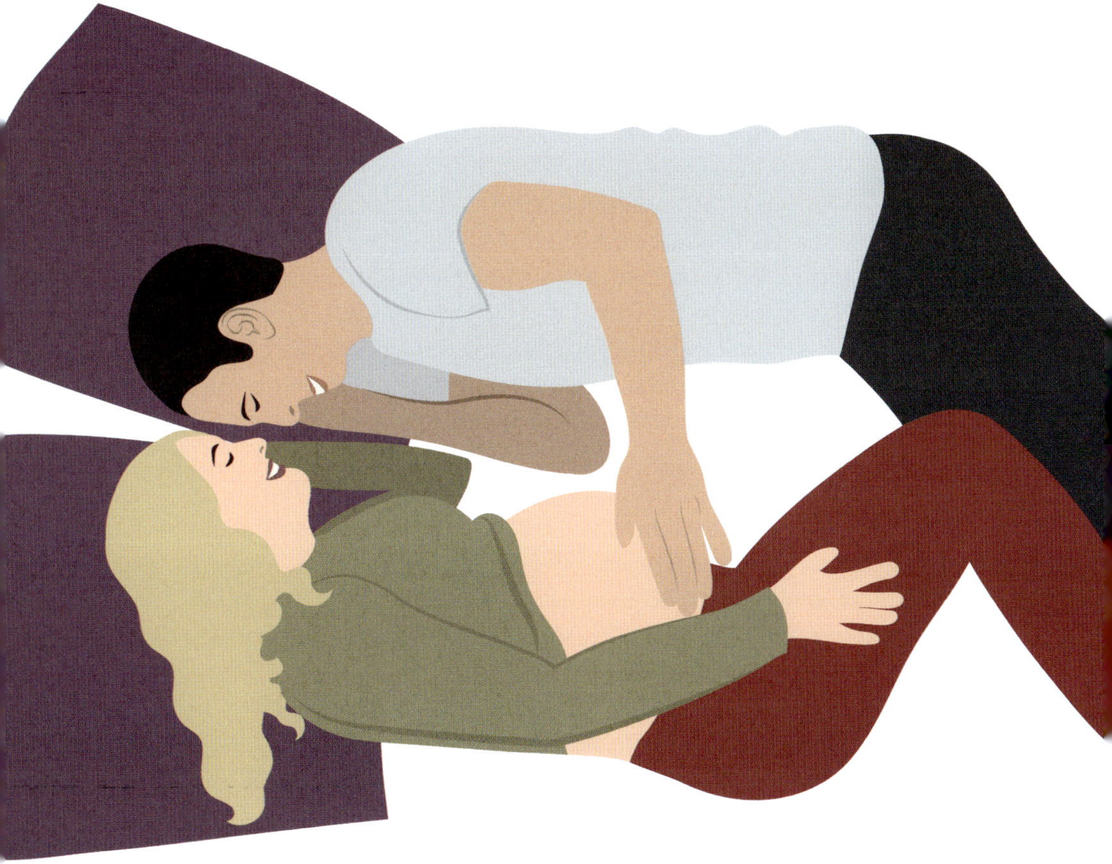

DINGE, DIE ANGST MACHEN

Gerade die ersten Wochen einer Schwangerschaft machen viele Paare schier verrückt vor Sorge. Immer wieder hört man, dass es in den ersten Wochen auch mal schiefgehen kann. Der Fall von größter Euphorie und Glückseligkeit in die Tiefen der plötzlichen Trauer ist tief und schmerzhaft. Viele Frauen gehen in den ersten Wochen vermehrt in sich und hören in den eigenen Körper und dessen Empfindungen hinein. Ist das Ziehen im Unterbauch normal? Warum ist mir plötzlich nicht mehr übel? Sollten meine Brüste nicht spannen? Bedeutet eine Blutung sofort, dass ich eine Fehlgeburt habe?

Es stimmt. Die statistische Wahrscheinlichkeit für eine Fehlgeburt ist in den ersten 12 Schwangerschaftswochen höher als in den folgenden Wochen. Das liegt am Alles-oder-nichts-Prinzip. Innerhalb weniger Wochen werden nahezu alle lebensnotwendigen Organe gebildet und fast jedes einzelne Organ, vom Herz bis zur Haut, übernimmt lebensnotwendige Funktionen im entstehenden Menschen. Schon mal eine funktionierende Niere in acht Wochen gebaut? Ich auch nicht. Zwei schon gar nicht. Innerhalb von drei Monaten ist aus der Verschmelzung von zwei Zellen ein funktionierender Organismus geworden. Allein die Rasanz dieser Entwicklung lässt auf die Komplexität der biochemischen Stoffwechselprozesse schließen. Ein Fehler und das gesamte Kartenhaus Mensch fällt in sich zusammen. Das beschreibt das Alles-oder-nichts-Prinzip. Und aus genau diesem Grund kommt es in den ersten drei Monaten auch statistisch häufiger zu Fehlgeburten.

Man geht davon aus, dass ungefähr die Hälfte aller befruchteten Eizellen spontan und unbemerkt zugrunde gehen. Statistisch erfasst werden nur solche frühen Fehlgeburten, die vorher mit einem Schwangerschaftstest gesichert wurden. So werden statistisch auch nur etwa 15 bis 20 Prozent der Fehlgeburten erkannt.

Wissen schafft Vertrauen

Häufige Symptome und Ereignisse in der Frühschwangerschaft

Ziehen und Stechen im Unterbauch Deine Gebärmutter ist mit Bändern in deinem Körper fixiert. Die Schwangerschaftshormone bedingen, dass die Gebärmutter mit mehr Blut versorgt wird. Sie wird auch in frühen Wochen schon schwerer. Dies kann zu einem Ziehen im Unterbauch und den Leisten führen (siehe S. 69). Außerdem ist gerade ein kleiner Embryo dabei, sich in die Schleimhaut einzunisten. Er frisst sich geradezu in die mütterliche Gebärmutter (siehe S. 47). Dies kann zu stechenden Schmerzen führen. Nicht normal: Krampfartige periodenähnliche Schmerzen und starke Rückenschmerzen sollten abgeklärt werden.

Schmierblutungen Bräunlicher Ausfluss oder leichte Schmierblutungen kommen in den ersten Schwangerschaftswochen recht häufig vor. Auch hier darf man nicht vergessen, dass sich der Embryo gerade in ein sehr gut durchblutetes Organ einnistet. Ziel des werdenden Lebens sind die mütterlichen Spiralarterien in der Gebärmutterwand. Das sind die Gefäße, die später den Stoffaustausch in der Plazenta, also dem Mutterkuchen, ermöglichen. Dabei kann es zu Blutungen und Blutergüssen in der Gebärmutter kommen, die vaginal abfließen können. Du bemerkst diesen Vorgang meistens als bräunlichen Ausfluss (siehe S. 68). Für dich ist es wichtig, zu wissen: Es handelt sich um mütterliches Blut und nicht um das Kind, das blutet.

Nicht normal: Starke, periodenähnliche Blutungen mit frischem Blut und / oder zusätzlichen Krämpfen und Schmerzen im Unterbauch. Dies sollte abgeklärt werden.

Nachlassende oder keine Schwangerschaftsanzeichen
Jeder Körper reagiert anders auf die Schwangerschaftshormone. Es gibt Frauen, die haben trotz intakter Schwangerschaft wenig bis gar keine Zeichen und Symptome. Solltest du anfangs über Übelkeit oder Brustspannen geklagt haben, die dann von einem Tag auf den anderen nachlassen, ist dies noch kein Grund zur Besorgnis. In den allermeisten Fällen steckt nichts dahinter und du kannst dich glücklich schätzen, dass es so schnell vorbeigegangen ist.

Vermehrter Ausfluss Gynäkologen nennen das Vaginalsekret nur Ausfluss, wenn es entzündlich bedingt ist. Infektiöser Ausfluss riecht unangenehm, brennt und juckt. Was du vielleicht beobachten wirst, ist Zervixschleim, also Sekret des Gebärmutterhalses, der hormonell bedingt ist, und keinen Krankheitswert hat. Es ist normal, wenn du mehr von diesem geruchslosen, klar-weißlichen Sekret bemerkst.

Angst vor Fehlbildungen Bei der vorgeburtlichen Fehlbildungsdiagnostik (siehe S. 75) haben wir bereits darüber gesprochen. Die Angst, das eigene Kind könnte Fehl- oder Missbildungen haben, ist groß. Die Frage, ob und mit welcher Konsequenz man Methoden der Pränataldiagnostik in Anspruch nimmt, ist eine der ersten und auch schweren Entscheidungen des Paares. Hier kann man nur das Gespräch empfehlen. Untereinander und mit der Frauenärztin. Es bedarf vorab guter Informationen und einer gehaltvollen Aufklärung seitens deiner Frauenarztpraxis (siehe S. 81).

JEDE SCHWANGERSCHAFT IST ANDERS

In Deutschland bekommt eine Frau im Durchschnitt 1,54 Kinder. Die Aussage, dass sich jede Schwangerschaft und jede Geburt voneinander unterscheiden, stammt also hauptsächlich von Erfahrungswerten aus der Vergangenheit. Aber wir alle durften schon erleben, dass an Großmutters Binsenweisheiten durchaus etwas dran sein kann. Und so verhält es sich auch mit erneuten Schwangerschaften. Rein physiologisch betrachtet macht das durchaus Sinn. Eine Schwangerschaft hinterlässt in den meisten Fällen auch mit den bloßen Augen sichtbare Veränderungen und Spuren. Ob Dehnungsstreifen, breiteres Becken, Narben oder nachlassende Elastizität der Haut. Aber auch nicht sichtbare Veränderungen machen sich bei erneuter Schwangerschaft bemerkbar. Auf einmal sieht der Bauch in der 20. Schwangerschaftswoche bereits aus wie bei der letzten Schwangerschaft kurz vor der Entbindung. Bei der allseits beliebten Frage »Wow, was für ein Bauch. Wann ist es denn so weit?«, werden die Augen plötzlich groß, wenn man entgegnet, dass gerade erst die Hälfte der Schwangerschaft erreicht sei. Nach dem ersten Schreck seitens der staunenden Beobachter folgt dann meist die lustig gemeinte Vermutung, ob es sich nicht doch um Mehrlinge handeln würde. Hier hilft ein einfaches und höfliches Lächeln. Die medizinische Erklärung, dass Bindegewebe, Muskulatur, Knochen und Haut bei einer erneuten Schwangerschaft bereits zu wissen scheinen, dass sie Platz machen müssen, wäre zu aufwendig. Aber so ist es. Die Symphyse (Schambein) und auch der Steiß können bei einer weiteren Schwangerschaft mehr und früher Platz machen als beim ersten Mal. Das Bindegewebe und die Haut geben früher nach, sodass das Lieblingsshirt sehr schnell zu stramm sitzt und der damals sehnsüchtig erwartete Bauch bereits in einer frühen Schwangerschaftswoche Probleme beim Socken anziehen bereiten kann. Auch Rücken und Schambein können sich schon früh schmerzvoll bemerkbar machen.

Wartete man bei der ersten Schwangerschaft noch ungeduldig auf die ersten Bewegungen im Bauch, kann man die Kindsbewegungen nun früher als solche deuten und weiß auch, dass nun der ein oder andere Tritt für schlaflose Nächte sorgen wird.

Neben den körperlichen Veränderungen stehen vor allem auch neue mentale Herausforderungen an. Konnte man sich in der ersten Schwangerschaft noch ungestört ausruhen, wenn es im Alltag mal zu anstrengend wurde, springt jetzt eventuell ein mehr oder weniger kleines Kind zu Hause herum und fordert volle Aufmerksamkeit von den Eltern. Gerade in den ersten Schwangerschaftswochen, wenn vielleicht die bereits bekannte Schwangerschaftsübelkeit (denn die ist leider häufig ein Wiederholungstäter) und Müdigkeit einem die Kräfte entziehen, kann das erste Glück mit zwei Beinen ziemlich anstrengend sein. Generell besteht für fast alle Schwangerschaftserkrankungen und auch Komplikationen ein gewissen Wiederholungsrisiko, das zwischen 10 und 15 Prozent liegt.

Ein positiver Effekt bei einer erneuten Schwangerschaft ist die neue psychische Einstellung. Ängste und Unsicherheiten bezüglich Beschwerden und dem Verlauf der Schwangerschaft lassen dich nun kalt. Du bist durch die vorangegangene Schwangerschaft selbstsicherer geworden. Du kannst Kontraktionen einordnen, kennst die sicheren Lebensmittel und weißt, wie sich eine Geburt anfühlt. All das führt dazu, dass du die neue Schwangerschaft etwas entspannter und beruhigter genießen kann.

Großmutter hatte also mal wieder recht. Keine Schwangerschaft ist wie die andere. Das liegt schon allein daran, dass hier ein komplett neues Leben heranwächst, das bereits im Mutterleib einzigartig und individuell ist.

MEHRLINGS-SCHWANGERSCHAFTEN

»Glückwunsch. Sie bekommen Geschwister.« Als Mehrlingsschwangerschaften werden alle Schwangerschaften bezeichnet, die mehr als ein Kind beinhalten. Zugegeben, nicht gerade eine extravagante Definition. So gibt es Zwillinge, Drillinge, Vierlinge und, ja, es wurden sogar schon Neunlinge geboren. Mehrlingsschwangerschaften sind für alle Beteiligten ein besonderes Ereignis. Allen voran für die Eltern, aber auch für die medizinischen Helfer. Die Entstehung und die Konstellation sind faszinierend und einzigartig. Geschwister, die sich schon im Mutterleib kennen- und wehren lernen. Manchmal teilen sie sich eine Fruchthöhle, manchmal sogar den Mutterkuchen. Und ganz selten teilen sie sich sogar Organe und Körperteile (beispielsweise siamesische Zwillinge). Aber dazu später mehr. Besondere Ereignisse sind wie so oft im Leben selten. Für die Häufigkeit von Mehrlingsschwangerschaften wurde früher die sogenannte Hellin-Regel zitiert. Zwillinge kommen bei etwa 1 von 85 Schwangerschaften vor. Die Wahrscheinlichkeit für Drillinge liegt bei etwa $1{:}85^2 = 1{:}7\,225$, für Vierlinge bei etwa $1{:}85^3$ und so weiter. Diese Regel galt lange Zeit und kam der statistischen Wahrscheinlichkeit von Mehrlingen recht nahe. Doch muss diese Wahrscheinlichkeit heutzutage durch zunehmende Inanspruchnahme von Kinderwunschbehandlungen nach oben korrigiert werden. Es gibt mittlerweile mehr Mehrlingsschwangerschaften als noch zu Zeiten unserer Großeltern. Viele wissen zwar, dass es eineiige und zweieiige Mehrlinge gibt, doch die genauen Unterschiede und welche Konsequenz das für Schwangerschaft und Geburt haben kann, wissen die Wenigsten. Nach der Lektüre des nächsten Abschnitts darfst du dich diesem erlesenen Kreis zugehörig fühlen.

Ein Drittel aller Zwillinge werden eineiig geboren und dementsprechend sind zwei Drittel zweieiig. Wie der Name vermuten lässt, entstehen eineiige Zwillinge durch die Teilung ein und derselben befruchteten Eizelle. Sie sind damit nicht nur Geschwister, sondern im wahrsten Sinne eineiig, also genetisch identische Individuen (vgl. Abbildung rechts). Sie sehen sich nicht nur zum Verwechseln ähnlich, sondern entwickeln selbst örtlich getrennt ähnliche Charakterzüge, moralische Werte und Tugenden. Sie teilen fast alles. Interessant wird es, wenn man die Entwicklung im Mutterleib betrachtet. Je früher sich die befruchtete Eizelle teilt, desto eigenständiger ist die weitere Entwicklung des jeweiligen Babys. Teilt sich der Embryo in den ersten drei Tagen nach der Befruchtung, bekommt jeder eineiige Zwilling eine eigene Fruchthöhle und eine eigene Plazenta. Eine Teilung nur wenige Tage später (zwischen Tag 3 und Tag 8) führt dazu, dass die Zwillinge zwar weiterhin ihre eigene Fruchthöhle haben, sich aber nun eine Plazenta teilen. 70 Prozent der eineiigen Zwillinge haben diese Konstellation, die weitreichende Konsequenzen haben kann. Je später sich die Zwillinge teilen, desto mehr lebenswichtige Organe teilen sie sich auch. Eine Teilung zwischen Tag 8 und Tag 13 führt dazu, dass sowohl die Plazenta als auch die Fruchthöhle geteilt wird. Erfolgt die Teilung nach dem 14. Tag der Befruchtung, entstehen sogenannte siamesische Zwillinge. Sie sind miteinander verwachsen. Mit 0,1 Prozent aller eineiigen Zwillinge ist dies aber sehr selten.

Problematisch wird es, wenn die Zwillinge über eine Plazenta versorgt werden und sich ein Zwilling mehr Nährstoffe abzwackt als der andere. Das fetofetale Transfusionssyndrom oder auch Schneeweißchen-und-Rosenrot-Syndrom ist eine schwerwiegende Komplikation für beide Babys. Wie auch bei Erwachsenen ist sowohl ein Überangebot an Nährstoffen als auch eine Minderversorgung gesundheitsschädlich, sodass die Frauenärztinnen vor allem am Anfang einer Zwillingsschwangerschaft minuziös darauf achten, ob jeder Zwilling eine eigene Plazenta und Fruchthöhle hat, oder ob sie sich eines dieser Organe oder sogar beide teilen.

Doppeltes Glück bedeutet leider auch doppelte Vorsorge wegen doppeltem Risiko.

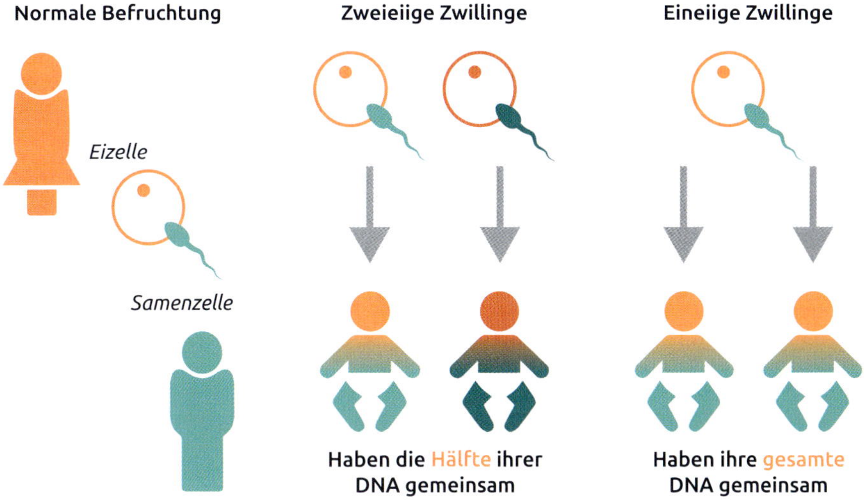

Zweieiige Zwillinge entstehen durch die Befruchtung von zwei verschiedenen Eizellen mit zwei Spermien. Es entwickeln sich also auch zwei genetisch unterschiedliche Individuen (vgl. Abbildung oben). Was man vielleicht nach zwei oder drei Jahren geplant hatte, erledigt sich somit mit einer Schwangerschaft. Ein Geschwisterkind. Somit haben zweieiige Zwillinge auch immer eine getrennte Fruchthöhle und eine getrennte Plazenta. Zweieiige Zwillinge können also auch verschiedene Geschlechter haben, was bei eineiigen Zwillingen unmöglich ist.

Die Wahrscheinlichkeit für fast jede Schwangerschaftskomplikation, von Übelkeit bis Frühgeburtlichkeit, ist bei einer Zwillingsschwangerschaft erhöht. Deshalb gilt sie per se auch als Risikoschwangerschaft, selbst, wenn der Verlauf unkompliziert ist.

Die Geburt von Zwillingen ist immer ein magischer Moment und ein besonderes Ereignis. Eine vaginale Spontangeburt setzt gewisse Bedingungen voraus, ist bei Zwillingen in der Regel aber problemlos möglich. Eine dieser Bedingungen ist die Expertise der Klinik bezüglich Zwillingsgeburten. Nicht nur was das geburtshilfliche

Team betrifft, sondern auch was die kinderärztliche Versorgung angeht, da Mehrlinge selten am oder nach dem Entbindungstermin zur Welt kommen. Des Weiteren ist die Lage der Zwillinge im Bauch ein wichtiger Faktor (vgl. Abbildung rechts), wobei vor allem der führende Zwilling, also das Kind, das weiter unten liegt, ausschlaggebend ist. Bei Frauenärztinnen heißen die Zwillinge übrigens oft A oder B, 1 oder 2. Liegt A, also der führende Zwilling, mit dem Kopf nach unten in Schädellage, dann ist eine vaginale Geburt meistens möglich, ganz egal, ob das Geschwisterkind B mit dem Po oder dem Kopf nach unten liegt. Liegt das untere Baby in Beckenendlage, handelt es sich gleichzeitig um eine Beckenendlagengeburt und eine Zwillingsgeburt, wofür wiederum eine gute Expertise des Teams vonnöten ist. Außerdem ist es in diesem Fall hilfreich, wenn die Mutter in der Vergangenheit bereits vaginal geboren hat.

Grundsätzlich ist bei Zwillingen also durchaus eine vaginale Geburt möglich, es ist aber, wie auch die Schwangerschaft, ein besonderer Verlauf.

Meist liegen nur wenigen Minuten zwischen den Geburten der Zwillinge, selten mehr als eine Stunde. Falls die Frage nach Ein- oder Zweieiigkeit noch offen ist, wird es jetzt interessant. Anhand der Geschlechter der Babys und deren Nachgeburt kann man vielleicht sagen, was vor 38 Wochen nahe der Gebärmutterhöhle mit Eizelle und Spermium passiert ist, aber Gewissheit gibt es manchmal selbst dann nicht, wenn die Kinder geboren sind. Zum Beispiel können sowohl eineiige als auch zweieiige Zwillinge zwei Fruchthöhlen, zwei Mutterkuchen und dasselbe Geschlecht haben. Hier würde nur ein genetischer Test helfen, oder man lässt der Natur vorerst dieses Geheimnis.

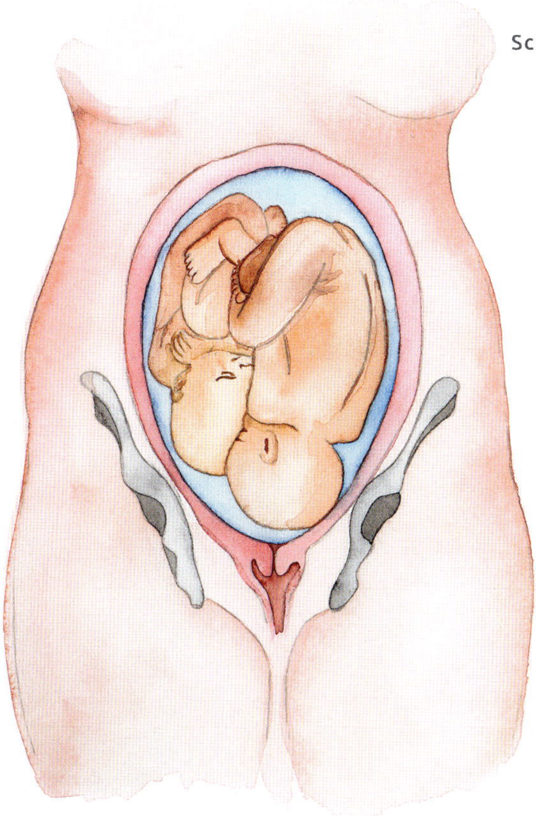

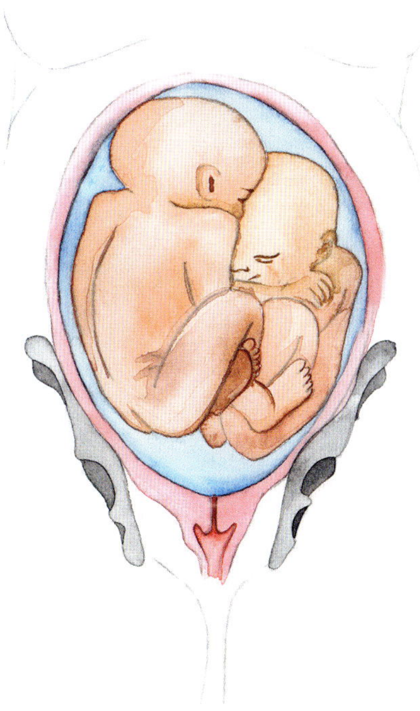

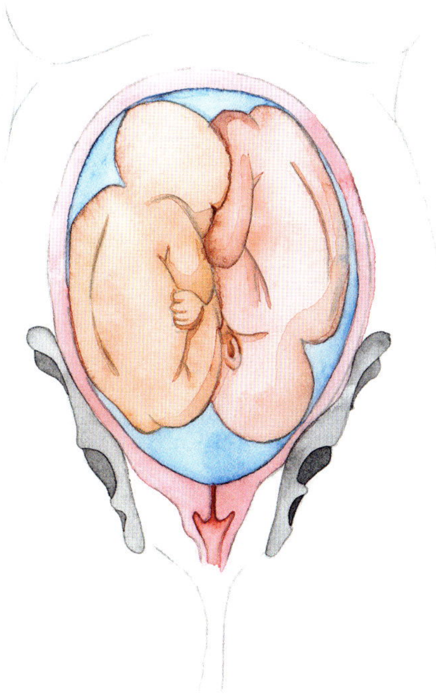

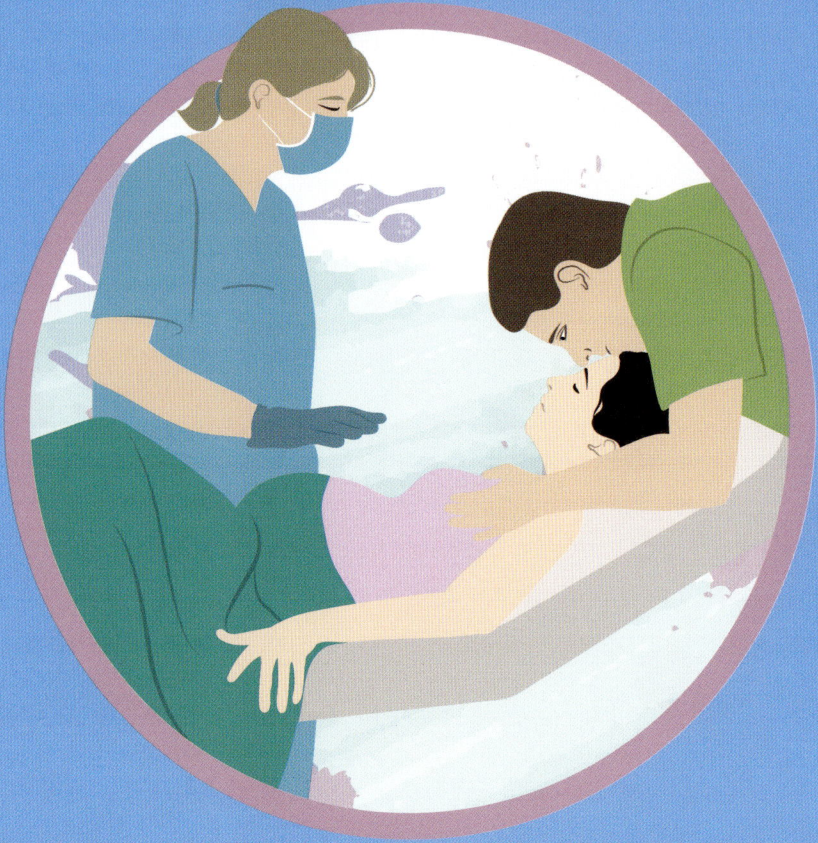

3

GEBURT

Jede Geburt ist ein
unwiederbringlicher und
einzigartiger Moment.
Sie ist wenig mehr als ein Augenblick
und verweilt doch für immer in den
Herzen der Eltern.

WANN GEHT ES LOS?

»Geht's jetzt los?« Die Frage beschäftigt Menschen seit Jahrhunderten. Und seit Jahrhunderten wird nach der geheimen Formel gesucht, oder auch einer entsprechenden Glaskugel, die die Geburt verlässlich voraussagen kann. Ihr könnt aufhören, im Kaffeesatz nach einem Abbild einer Nabelschnur oder eines Babys zu suchen. Diese magische Formel gibt es nicht. Was es jedoch gibt, sind Anzeichen und Frühboten des weiblichen Körpers, die ich dir in diesem Kapitel erklären möchte. Ihr dürft aber nie vergessen, dass selbst sehr erfahrene Geburtshelfer nur deuten und mutmaßen können. Auch in dieser besonderen Situation ist jeder Mensch einzigartig und reagiert anders auf die körperlichen Veränderungen.

Regelmäßige Wehen

Jede Schwangere, die einmal bemerkt hat, wie ihr Bauch hart wird oder sogar verkrampft, die ein Ziehen im Rücken oder in den Leisten gespürt hat, wird sich irgendwann die Frage stellen: War das jetzt eine Wehe? Geht es los? Was eine Wehe genau ist und wie sie sich definiert, klären wir gemeinsam im folgenden Kapitel. Konzentrieren wir uns auf die Regelmäßigkeit. Regelmäßig bedeutet, dass etwas sich in einer bestimmten Zeit wiederholt und unabhängig von Position und Situation ist. Das kann eine Kontraktion alle zehn Minuten sein oder alle fünf Minuten. Wir alle kennen das Sprichwort: »Steter Tropfen höhlt den Stein«. Danke Oma. Was zu Schulzeiten den gut gemeinten Sinn verfolgte, das Kind zum ausdauernden Lernen zu motivieren, ist jetzt von echtem Nutzen. Der Muttermund wird sich nur öffnen, wenn er längere Zeit regelmäßigem Druck ausgesetzt ist.

Mein Tipp ist der entspannte Blick zur Uhr. Versuche deinem Körper Ruhe zu geben, unterbrich deine Tätigkeiten und verfolge die Zeit. Versuche nicht nur nachzuvollziehen, in welchen Abständen die Kontraktionen kommen, sondern wie lange sie anhalten. Lange, intensive Wehen, die trotz körperlicher Ruhe länger als zwei Stunden anhalten, können den Muttermund beeinflussen. Ein Ziehen vom Rücken bis in die Vagina kann auch durch Wehen verursacht werden und ist ebenfalls ein gutes Zeichen für einen Geburtsbeginn. Wichtig für dich ist, dass jede Frau und jede Schwangere Wehen ganz individuell empfinden kann. Zum einen hinsichtlich der Intensität und zum anderen in Bezug darauf, ob die Wehen in Rücken oder Unterleib ausstrahlen. Und seien wir ehrlich: Fragen kostet nichts. Wenn du dir unsicher bist, ob es losgeht, dann frag deine Hebamme oder bei deinem Geburtsort nach einer Expertenmeinung. Sie sind die Profis, haben viel Erfahrung und werden dir weiterhelfen.

Schleimpfropf

Der Schleimpfropf ist eine Wortschöpfung, die die Funktion des umschriebenen Begriffs genau definiert. Dein Gebärmutterhals ist der spätere Ausgang für dein Baby. Er ist aber auch eine Zugangspforte für die Außenwelt. Stell dir den Schleimpfropf wie eine Art Korken vor. Er besteht aus abgeschilferten Zellen und Zellen des Immunsystems und ist in seiner Konsistenz wahrhaftig schleimig. Von außen in die Vagina eindringende Krankheitserreger haben es sehr schwer, diesen schleimigen Pfropf zu überwinden und werden gleichzeitig von den enthaltenen Zellen deines Immunsystems abgewehrt. Der Türsteher deines Babys, wenn man so will. Öffnet sich der innere Muttermund, kann dieser Pfropf abrutschen und in der Unterhose landen. Meist ist ein wenig Blut beigemischt, was dich nicht beunruhigen sollte. Der Muttermund ist sehr gut durchblutet und wenn er sich weitet, kann eine minimale Blutung ausgelöst werden. Es ist die Mama, die dabei leicht blutet. Nicht das Kind. Wir Geburtshelfer nennen diese Blutung übrigens Zeichnen. Dieses sogenannte Zeichnen kann auch ohne spürbare Wehentätigkeit und bereits zehn Tage vor Geburtsbeginn auftreten. Meist geht der Pfropf aber erst kurz vor dem Einsetzen der Geburtswehen ab. Nicht jede Schwangere bemerkt den Abgang ihres Schleimpfropfs, lass dich also nicht aus der Ruhe bringen, wenn es bei dir nicht der Fall ist.

Der Blasensprung

Der Blasensprung ist meistens ein eindeutiger und unmissverständlicher Hinweis für das Paar: Schwanger kommen wir aus der Nummer nicht mehr raus. Auch für den weiblichen Körper bedeutet der Blasensprung in den meisten Fällen, dass in den nächsten zwölf Stunden Wehen ausgelöst werden. Die Fruchtblase ist im gesunden Zustand eine sehr derbe Schicht, die physiologisch erst am Ende der Schwangerschaft zerreißt. Keine Angst. Das tut weder dir noch deinem Baby weh. Und tatsächlich ist es nicht selten genau so, wie es in Hollywood Filmen oft dargestellt wird. Ein wahrer Schwall warmer Flüssigkeit durchtränkt die Kleidung der Schwangeren. Es kann aber auch, je nachdem wo die Fruchtblase einreißt, nur langsam aus der Vagina tröpfeln. Das ist zum Beispiel der Fall, wenn die Fruchtblase weit oben einreißt und das kindliche Köpfchen das mütterliche Becken nach unten abdichtet. Das ist auch der Grund, warum man bei tiefem Sitz des kindlichen Köpfchens nicht unbedingt sofort eine liegende Position einnehmen muss. Diese Annahme ist längst überholt und so mittlerweile auch in der offiziellen Leitlinie verankert.

Sollte dein Kind mit dem Steiß nach unten oder quer im Bauch liegen, ist dieses Vorgehen jedoch zur Sicherheit weiterhin empfohlen, um ein Einklemmen der Nabelschnur oder den Vorfall kindlicher Extremitäten im mütterlichen Becken zu verhindern.

Das Fruchtwasser wird übrigens trotzdem ständig nachproduziert, sodass dein Kind nie wirklich trocken liegt und die Schwangere das Gefühl hat, sie müsse doch bald mal leer sein. Doch das passiert nicht. Fruchtwasser ist übrigens in den meisten Fällen recht klar und hat einen ganz eigenen Geruch. Geburtshelfer riechen ihn auf viele Meter Entfernung. Oft brauchst du bei Ankunft an deinem Geburtsort gar nicht erzählen, was passiert ist, weil es die Geburtshelfer bereits riechen können. Die durchnässte Hose und der aufgeregte Partner sind natürlich auch Hinweise.

Diese drei Punkte sind wesentliche Hinweise und Antworten auf die Frage: Geht's jetzt los? Doch auch Übelkeit, Durchfall, Muskelzittern, innere Unruhe oder auch plötzliche komplette Gelassenheit können indirekte Hinweise auf eine anstehende Geburt sein. Viele sind

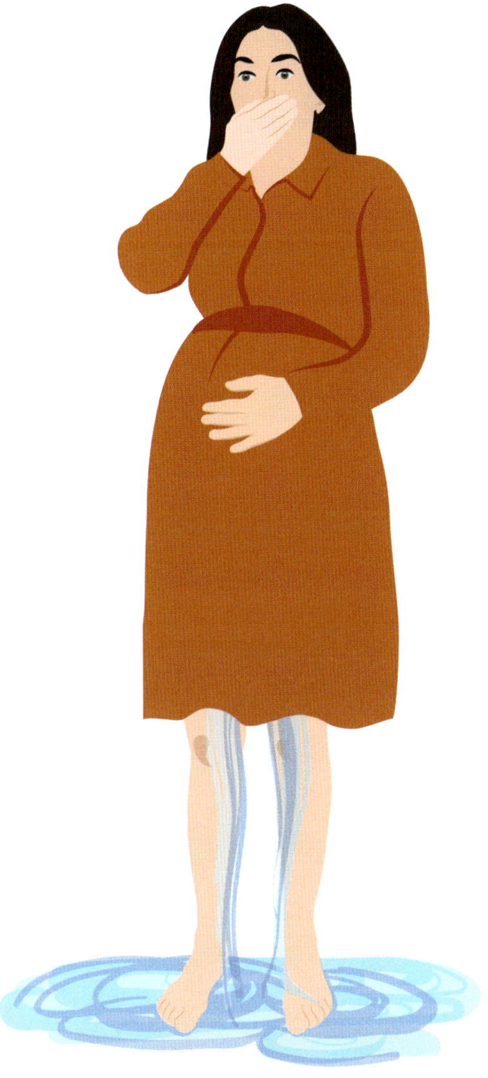

von der Tatsache, dass niemand wirklich weiß, wann es tatsächlich losgeht, ein Stück weit beunruhigt und sogar genervt. Ich persönlich finde es beruhigend und wunderschön, dass trotz des medizinischen Fortschritts und trotz der Erfahrungswerte von Milliarden Menschen und aus Jahrtausenden von Beobachtung, letztlich die Natur es ist, die eine Entscheidung über den richtigen Zeitpunkt fällt.

WAS GENAU IST EINE WEHE?

Manche Antworten beginnen mit einer Gegenfrage. Was ist eigentlich die Gebärmutter? Dieses Organ ist es nämlich, das die Wehen verursacht, steuert und das Kind durch den Geburtskanal schiebt. Die Gebärmutter einer Frau ist ein wahres Kraftpaket. Sie besteht im Inneren aus einem Saum Gebärmutterschleimhaut, dem sogenannten Endometrium. Das Endometrium unterliegt dem hormonellen Einfluss des weiblichen Zyklus und kann sich entsprechend auf- und abbauen. Vor allem der Prozess des Abbaus macht vielen Frauen Monat für Monat mehr oder weniger zu schaffen.

Das Endometrium wird umgeben vom Myometrium, einer dicken Muskelschicht. Die Muskelfasern dieser Schicht laufen längs, schräg und zirkulär. Es gibt keine Richtung, in die diese Muskelfasern sich nicht zusammenziehen können. Sie umgreifen dieses Organ ähnlich wie die Fäden eines Wollknäuels. Ohne ihr zu nahe zu treten, kann man also behaupten, dass die Gebärmutter ein muskelbepacktes Hohlorgan ist. Diese Muskulatur spüren die meisten Frauen Monat für Monat in Form unschöner Unterleibsschmerzen. Sie kann nicht bewusst gesteuert werden und entwickelt eine enorme Kraft. Und schon haben wir auch unsere Antwort. Was genau ist eine Wehe? Eine Wehe ist nichts anderes als eine Kontraktion, also das Zusammenziehen der Gebärmuttermuskulatur.

Nun ist Wehe nicht gleich Wehe. Die Gebärmutter mag ein muskelbepacktes Hohlorgan sein, aber primitiv ist sie nicht. Die Koordination, Frequenz und Intensität der Kontraktion bestimmt, ob sich die schwangere Frau belustigt und überrascht an den Bauch greift, weil er plötzlich leicht fest geworden ist, oder ob sie die Kontraktion vornübergebeugt veratmen muss, weil ihr die Wucht fast die Luft raubt. Die unterschiedlichen Wehenformen sind aber nicht dafür da, Frauen und die Hände der dazugehörigen Männer zu quälen, sondern haben eine ganz spezielle Aufgabe im Schwangerschafts- und Geburtsablauf. Du liest richtig: Auch im gesunden Verlauf einer Schwangerschaft können Wehen auftreten. Dass Wehen nur bei der Geburt vorkommen, ist ein hartnäckiger Irrglaube. Auf der Abbildung unten siehst du einen stilisierten CTG-Streifen, der die unterschiedlichen Ausschläge der einzelnen Wehenformen zeigt. Flache Wellen bedeuten geringe Intensität, je höher der Ausschlag ist, desto deutlicher machen sich die Wehen bemerkbar.

Schwangerschaftswehen

Alvarezwellen

Bereits ab der 20. Schwangerschaftswoche kann eine physiologische Wehentätigkeit auftreten. Die sogenannten Alvarezwellen sind quasi die Kniebeugen der Gebärmutter. Die Gebärmutter trainiert, wärmt sich auf und macht sich bereit. Alvarezwellen haben eine hohe Frequenz und eine geringe Intensität.

Braxton-Hicks-Kontraktionen

Auch die Braxton-Hicks-Kontraktionen können ab der 20. Schwangerschaftswoche auftreten. Sie werden im Volksmund auch als Übungswehen bezeichnet. Die Intensität ist höher als bei den Alvarezwellen und die Kontraktionen sind tetanisch, also krampfend. Schwangere kennen dies als ein Hartwerden des gesamten Bauches.

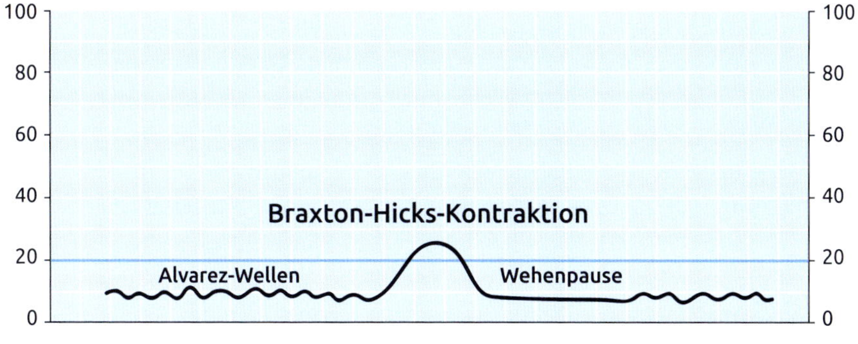

Nach maximal einer Minute ist der Spuk vorbei und der Bauch wird wieder weicher. Nach dem Aufwärmprogramm geht der Körper zum richtigen Training über. Muskelfasern wollen geprüft und ausgebessert werden. Auch wenn der Schrecken bei mancher Schwangeren erst einmal groß ist, Auswirkungen auf das Baby oder die Schwangerschaft haben diese zeitlich limitierten Übungswehen nicht.

Senkwehen

Die Senkwehen treten circa drei bis vier Wochen vor der Geburt auf. Sie haben, wie der Name schon vermuten lässt, die verantwortungsvolle Aufgabe, das Kind in einer für die Geburt günstigen Lage zu positionieren. Das kleine Geschöpf soll sich so langsam in Startposition begeben, was die Gebärmutter mit liebevoll gemeinten, unkoordinierten Kontraktionen versucht zu erreichen. Die Schwangere spürt dies wiederum als Hartwerden des Bauches. Die Intensität ist aber meist recht milde. Über den Tag (und die Nacht) verteilt können solche Senkwehen immer mal wieder auftreten und lassen so manche Schwangere im Alltag innehalten.

Vorwehen

So langsam geht es in die heiße Phase. Vorwehen treten circa drei bis vier Tage vor der Geburt auf und haben es bereits in sich. Die werdende Mutter greift nun bereits haltsuchend nach der Hand des Partners oder der Kante des Esstischs. Das kindliche Köpfchen wird mit diesen Wehen bereits auf dem Beckeneingang der Mutter positioniert. Pole Position. Die Intensität der Vorwehen ist hoch und vergleichbar mit den Wehen der Eröffnungsphase. Der Unterschied liegt in der Koordination. Also wann und wie oft die Wehen kommen. Der Blick auf die Uhr wird langsam ein wichtiges Instrument, um diesen schleichenden Wandel von Vorwehen zu Eröffnungswehen nachvollziehen zu können. Die Regelmäßigkeit im Ablauf wird dir helfen. Kurz vor der Eröffnungsperiode kommen Wehen alle 5 bis 10 Minuten. Pünktlich wie ein Schweizer Uhrwerk. Ist zwischendurch eine Phase mit längeren Pausen von 30 Minuten, handelt es sich sehr wahrscheinlich noch um die Vorwehen. Aber wie bereits erwähnt: Der Übergang zu den Geburtswehen, die ich in einem späteren Kapitel mit den Geburtsphasen (siehe ab S. 120) erkläre, ist oft schleichend und fließend.

Solltest du also wenige Wochen vor einem Entbindungstermin gelegentlich ein Hartwerden deines Bauchs oder krampfartige, fast periodenähnliche Schmerzen verspüren, so heißt das nicht sofort, dass die Geburt losgeht, sondern dass sich dein Kind positioniert und deinem Beckeneingang nähert. Oft wird mir die Frage gestellt, wie oft solche Kontraktionen pro Stunde vorkommen sollten, sodass man von beginnender Geburt sprechen kann.

Ich finde pauschale Angaben in der Geburtshilfe sehr fragwürdig.

Gängige Angaben, um seine Frauenärztin kontrollieren zu lassen, sind drei bis vier Kontraktionen pro Stunde oder mehr als zehn pro Tag. Sieh diese Angaben als groben Richtwert an und keinesfalls als gesetzmäßig, denn nicht nur die Schmerztoleranz der Frau, sondern auch die Intensität und Frequenz von Wehen ist sehr individuell.

Eine Wehe ist also das Produkt der Kontraktionen vieler Muskelstränge der Gebärmutter. Dies ist auch der Grund, warum jede Art von Wehensimulation, die gern zur Belustigung in Form von Elektroden um Männerbäuche geschnallt werden, medizinisch völliger Unsinn sind. Die bei den Männern durch Stromimpulse ausgelösten Kontraktionen der quergestreiften Bauchmuskulatur über den Ermüdungspunkt hinaus sind zwar auch schmerzhaft und quälend, haben aber mit einer Wehe nichts weiter zu tun.

WO GEHT'S HIN, WENN ES LOSGEHT?

Wo möchten wir entbinden, wo soll unser Kind auf die Welt kommen? Reizt uns der romantische Gedanke einer Hausgeburt, möchten wir die Sicherheit der Klinik, oder vielleicht ist das Geburtshaus ein guter Mittelweg für uns?

Fragen, mit denen ich im beruflichen Alltag sehr oft konfrontiert werde. Meistens haben sich die Paare bereits ausgiebig mit dem Thema befasst und wollen eine unabhängige Meinung hören. Doch meine Antwort ist neben der Erklärung so simpel wie wichtig: Ihr müsst euch wohlfühlen! Ambiente ist wichtig, keine Frage. Aber das meine ich nicht. Euer Bauchgefühl muss stimmen. Ihr sollt euch sicher, geborgen und wohl fühlen bei dem Gedanken an euren Geburtsort. Jedes Paar, jede Schwangere hat andere Bedürfnisse und diese sollten berücksichtigt werden. Sprecht im Vorfeld unbedingt und sehr gern mit eurer Hebamme und eurer Frauenärztin. Sie werden einschätzen können, ob eine Komplikation zu erwarten ist, ob es Risikofaktoren gibt, und euch entsprechend beraten.

Im Folgenden sprechen wir neutral und wertfrei über die gängigsten Geburtsorte. Für welchen Ort euer Herz schlägt, dürft ihr dann selbst entscheiden.

Die Hausgeburt

Eine Hausgeburt ist eine meist hebammenbetreute Geburtshilfe in euren eigenen vier Wänden. Ihr seid also nicht gänzlich allein, sondern habt einen Profi in Sachen Geburtshilfe an eurer Seite. Dies muss natürlich vorher organisiert werden. Es gibt viele Hebammen, die auch Hausgeburten anbieten. Statistisch gesehen sind Hausgeburten sicher. Im Vorfeld wird geschaut, ob Risiken bei der Mutter oder dem Kind vorliegen. Die zuständige Hebamme übernimmt in den meisten Fällen auch Teile der Vorsorgeuntersuchungen und schätzt das individuelle Risikoprofil ein. Zusammen mit deiner Frauenärztin gibt sie grünes Licht. Einen Plan B im Hinterkopf zu haben, ist dennoch nicht verkehrt. Sprecht vorher ab, was passieren soll und wohin es gehen soll, falls es doch anders läuft als vermutet. Eine Geburt kann wie von selbst gehen und als die einfachste Sache der Welt erscheinen, aber sollte es irgendwo hängen und nicht so laufen wie gedacht, braucht man Lösungen. In welche Klinik weichen wir aus? Wo steht das Auto? Wie ist die Nummer vom Rettungsdienst? Dies sind alles nur präventive Überlegen, die ihr im besten Falle im Anschluss direkt wieder vergessen könnt.

Das Geburtshaus

Geburtshäuser sind meist von Hebammen geleitete und geführte Einrichtungen, die sich explizit von Kliniken abgrenzen und eine fachlich geführte Geburtshilfe anbieten. Das Ambiente ist oft einladender und angenehmer als das Klinikinterieur und trotzdem seriös und professionell. Sollte einem die Klinik zu anonym und zu sehr »Krankenhaus« sein, die eigenen vier Wände aber zu riskant und beängstigend wirken, sollte man sich einmal nach guten Geburtshäusern umschauen. Wenn man unter der Geburt unsicher, verängstigt und rastlos wird oder die Geburt mal ins Stocken gerät, hat man erfahrene Ansprechpartner um sich, die gemeinsam mit euch einen Plan ausarbeiten. Jedoch gilt auch hier: Sollte es unter der Geburt Kind und/oder Mutter akut schlechter gehen oder es nach der Geburt zu Komplikationen kommen, kann jede Minute zählen. Geburtshäuser sind aber natürlich sehr erfahren und haben den Plan B für euch schon parat, falls dieser überhaupt nötig wird.

Die Klinik

Unterscheiden muss man zunächst einmal zwischen maximalversorgenden Kliniken und kleinen Kreiskrankenhäusern. Beide können eine hervorragende Geburtshilfe machen. Paare wählen schließlich eine Klinik aufgrund eines bestimmten Sicherheitsbedürfnisses. Sollte es bei Mutter oder Kind zu schweren Komplikationen kommen, möchte man mit höchsten technischen und medizinischen Standards

versorgt werden. Ein Perinatalzentrum vereint die komplette Geburtshilfe jeder Schwangerschaftswoche mit einer Kinderintensivstation und kinderchirurgischen Abteilung. Mehr geht nicht. Diese Sicherheit birgt aber eben auch oft den Charme einer Klinik. Auch wenn moderne Kliniken darauf bedacht sind, die Kreißsäle und geburtshilflichen Räumlichkeiten gemütlich und diesem besonderen Augenblick entsprechend zu gestalten, ist und bleibt eine Klinik eine Klinik. Hier sprechen wir über die Ausstattung.
Zum Leben erweckt wird eine solche Geburtsklinik durch das Personal. Sie bestimmen Menschlichkeit und Qualität. In einer großen Klinik ist man als Gebärende sicherlich eine unter vielen. Die Aufgabe ist es, jede Frau mit derselben Hingabe und Aufmerksamkeit zu betreuen, als sei und bliebe sie die Erste und die Letzte des Jahres. Das ist und sollte natürlich der Anspruch von allen Geburtshelfern sein, doch fällt dies bei der herrschenden Personalknappheit in einer großen Klinik besonders ins Gewicht.

Der Hebammenkreißsaal

Manche Kliniken bieten, ähnlich wie im Geburtshaus, eine hebammengeführte Geburtshilfe in angrenzenden Räumlichkeiten einer Klinik an. Ärzte werden nur dann hinzugerufen, wenn es medizinisch unbedingt nötig ist. Damit bietet man den Paaren einen Kompromiss zwischen einer intensiven Betreuung und dem Ambiente eines Geburtshauses und der maximalen medizinischen Sicherheit einer Klinik an. Wie auch immer ihr euch vorher entscheidet. Das Bauchgefühl sollte bei euch beiden stimmen.

Die Geburt eines Kindes ist eine unglaubliche und einzigartige Momentaufnahme im Leben zweier Menschen. Ein Moment, der einerseits stürmisch herbeigesehnt und dem andererseits mit ängstlicher Erwartung entgegengeblickt wird. Ein Moment, der unwiederbringlicher ist als andere Momente im Leben einer Frau. Ein Moment, an den man sich im Laufe seines ganzen Lebens erinnern wird. Und ich finde, man soll sich gern erinnern. Man soll lächeln, schmunzeln und seinem Kind eines Tages davon erzählen können, ohne dass sich einem der Magen verkrampft.

KÄFER ODER HUND? DIE RICHTIGE GEBÄRPOSITION

Wer sich mit den verschiedenen Gebärpositionen auseinandersetzt, verliert sich schnell in komplexen Figuren und Zeichnungen. Bett, Hocker, Ball, Wanne, Matte, Seil. Aufrecht, Rückenlage, Seitenlage (vgl. Abbildung S.115). Fehlt nur noch der Handstand. Es geht aber bei der Wahl einer unterstützenden Gebärposition nicht darum, den Bodenturnern der Olympischen Spiele Konkurrenz zu machen, sondern darum, eine Position zu finden, in der du dich kraftvoll und wohl fühlst. Das kann tatsächlich auch die Position sein, die du dir von allen am Wenigsten vorstellen konntest.

Wir gehen gleich einige beliebte Gebärpositionen mit all ihren Vor- und Nachteilen durch. Natürlich ohne Anspruch auf Vollständigkeit, denn der Kreativität sind hier kaum Grenzen gesetzt. Auch wenn wir bei dem Begriff Geburtsposition zunächst an die Schlussphase der Geburt denken, ist der Wechsel der einzelnen Positionen vor allem in der Eröffnungsphase ein wichtiges Instrument, um es dem Kind leichter zu machen, sich im weiblichen Becken korrekt einzustellen. Außerdem besteht durch die sogenannte Wechsellagerung auch der Vorteil, dass man die körperliche Beanspruchung der Mutter auf verschiedene Positionen verteilt.

Viele veratmen ihre Wehen gehend oder stehend, manche Frauen können in der Gebärwanne gut entspannen und wieder andere möchten auf der Seite liegen. Auch wenn wir im Folgenden mehr auf die Austreibungsphase eingehen werden, kannst du die einzelnen Positionen auch für deine Eröffnungsphase nutzen.

Mein Rat an dich: Schau dir Positionen an, geh sie gern im Kopf durch, spiele sie zu Hause nach, nimm dir aber keine Position für die Geburt dogmatisch vor.

Lass dich von deinen Empfindungen leiten. Höre auf deinen Körper. Wenn die Beine müde sind, hat eine Geburt in der Hocke keinen großen Sinn. Wenn deine Knie schmerzen, ist der Vierfüßlerstand vielleicht doch nichts für dich …

Die Vertikale

Bei vertikalen Gebärpositionen macht man sich den Vorteil der Schwerkraft zunutze. Außerdem ist die Beckenanatomie über Millionen von Jahren eher für eine aufrechte Entbindungsposition ausgelegt. Grundsätzlich also eine gute Idee. Der Nachteil spiegelt sich oft in der schwindenden Kraft wider. Je nachdem wie lange deine Geburt dauert, kann eine aufrechte Position für deine Gelenke, Knochen und die Muskulatur sehr belastend sein. Entlastung findet man durch an der Decke befestigte Seile oder auch Tücher. Hier kannst du dich festhalten und so deine Rumpfmuskulatur entlasten.

Ein Gebärhocker sieht aus wie »U«. So kannst du dich auf den Rand setzen, ohne dass der Geburtsweg verschlossen wird und du trotzdem Entlastung für die Beine findest (vgl. Abbildung rechts, oben). Der Vierfüßlerstand oder Kniestand hat sich oft bewährt und ist eine sehr beliebte Position (vgl. Abbildung rechts, unten). Meist lehnt der Oberkörper auf dem aufgestellten Rückenteil des Kreißbetts und du befindest dich im Kniestand. Dein Bauch ist entlastet und die Schwerkraft hilft dir. Deine Hebamme steht am Fußende und leitet dich während der Wehe an. Sie liegt dir in der Wehenpause auf Wunsch auch ein Laken über den Po. Dein Partner kann dir in der Pause den Steiß massieren und dich während der Pressphase am Kopfende motivieren. Über lange Zeit kann diese Position den Rücken und deine Knie belasten. Versuche auch hier zwischendurch die Position zu wechseln.

Die Horizontale

Auf dem Rücken oder auf der Seite liegend entlastet man seine Gelenke und die Haltemuskulatur und kann sich ganz auf die Wehen konzentrieren. Gerade die Seitenlage kann die Geburtsposition des Kindes unterstützen, je nachdem ob der kindliche Rücken rechts oder

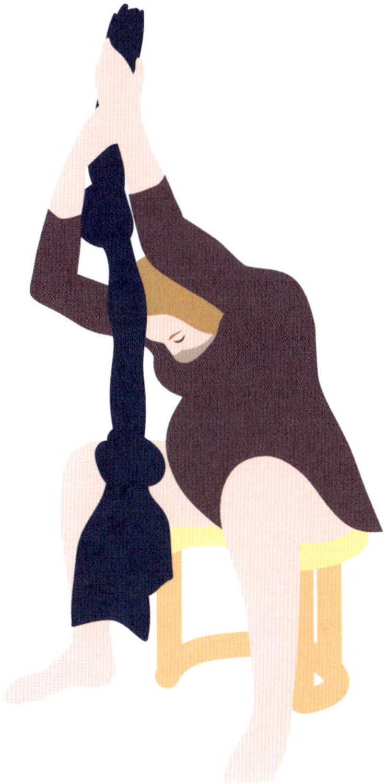

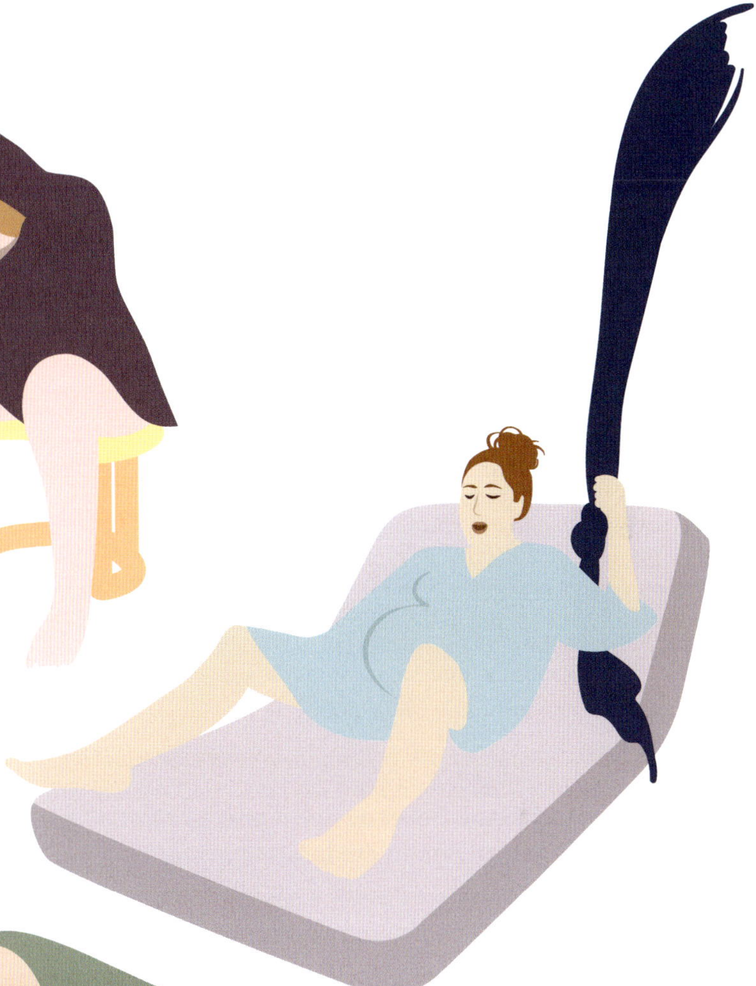

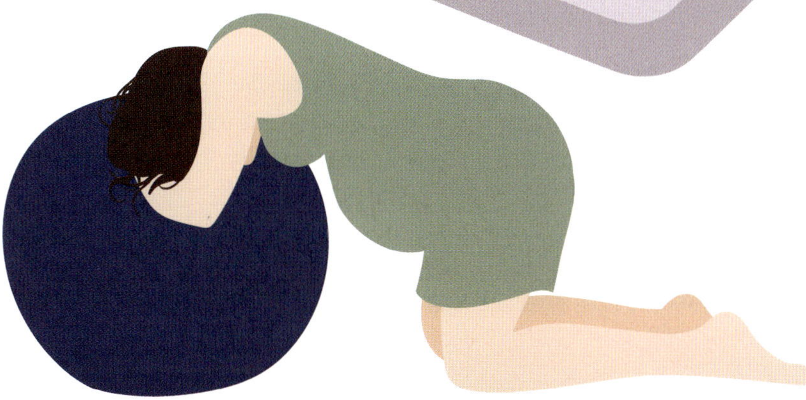

links liegt. Deine Hebamme ist am Fußende und unterstützt dich während der Wehe, indem sie dein oberes Bein nimmt und auf ihre Schulter legt. Dein unteres Bein kannst du gegen den Oberschenkel drücken, um Kraft aufzubauen. Deine Kraft fließt dabei in die Wehe und nicht in deine Hebamme. In der Wehenpause wird dir ein Kissen zwischen das Knie gelegt und du kannst entspannen und Kräfte sammeln. Dein Partner steht am Kopfende und kann dich unterstützen.

Die Rückenlage findet verhältnismäßig oft Anwendung unter der Geburt und wird nicht nur in Filmen immer wieder als die Geburtsposition schlechthin dargestellt (vgl. Abbildung S. 115, Mitte). Sie ist eine von vielen Positionen und kann genau deine Wohlfühlposition sein. Manche Kreißbetten haben extra Abstellflächen für die Füße, um einen Gegendruck erzeugen zu können. Oft sind diese Abstellflächen die Oberschenkel deiner Geburtshelfer. Vielleicht ist ein Seil oder Tuch über dem Kreißbett befestigt oder Haltegriff am Bett integriert, sodass du auch für die Hände ein Widerlager hast. Dein Partner kann dich am Kopfende unterstützen oder sogar als Abstellfläche für deine Füße dienen und aktiv mithelfen.

Die eine Gebärposition gibt es nicht. Es gibt nur Haltungen, in denen du dich mehr oder weniger kraftvoll und wohl fühlst und die dir mehr oder weniger guttun.

Deine Geburtshelfer sollen dich bei der Wahl der Positionen begleiten, dir Alternativen anbieten, aber dich nicht ohne Grund zu einer Position drängen oder gar zwingen. Du bist die Protagonistin dieses Moments und wir Geburtshelfer sind deine Gäste.

Häufig gestellte Fragen

Was darf man als Partner im Kreißsaal eigentlich und was nicht? Partner sind bei der Geburt oft in einer misslichen Lage zwischen dem Wunsch, zu helfen, und dem Gefühl, nicht helfen zu können. Zum Teil, weil man nicht weiß, wie man unterstützen kann, und zum Teil auch, weil man die eigene Partnerin oder das geburtshilfliche Team nicht stören will. Schnell steht man verunsichert und hilflos daneben, statt aktiv an der Geburt teilzuhaben. Denn das ist es, was ihr dürft und auch eingeladen seid zu tun. Sowohl für eure bessere Hälfte, die gerade stöhnend und schwitzend euer Wunder zur Welt bringt, als auch für euch. Vergesst nie: Ihr als Paar spielt die Hauptrolle bei der Geburt, nicht die Hebamme, nicht der Arzt. Ihr. Natürlich ist der Kreißsaal das Wohnzimmer der Geburtshelfer, aber in diesem Moment gehört dieses Wohnzimmer euch. Es gibt sicherlich Szenarien, in denen man als Partner zurückstecken muss und die Profis ihre Arbeit machen lässt, aber solche Situationen sind selten und werden dementsprechend auch kommuniziert. Ich möchte euch hier ein paar häufig gestellte Fragen auflisten, die so auch schon an mich im Kreißsaal herangetragen worden sind.

Darf ich etwas essen und trinken?
Natürlich dürfen Partner auch unter der Geburt essen und trinken. Das solltest du sogar, denn eine Geburt kann extrem anstrengend sein. Während der Wehe motiviert man und opfert seine Handknochen. In der Wehenpause wird gestreichelt, massiert und Mut zugesprochen. Auch für die Partner ist dies ein Fulltime-Job, der zwar nicht vergleichbar ist mit dem der Frau, aber dennoch das Attribut »anstrengend« verdient hat.

Darf ich bei der Geburt helfen?
Wenn du eine Hebamme fragst, ob du auch das Bein deiner Partnerin halten darfst, oder mal das bereits sichtbare Köpfchen deines Kindes

>>

berühren darfst, kann ich dir versprechen, dass du mit diesen Fragen sofort einen Pfeil in die Herzen der Geburtshelfer geschossen hast. Wenn es die Situation zulässt, darfst du natürlich auch Hand anlegen und eure Geburt aktiv begleiten.

Darf ich geburtshilfliche Maßnahmen an meiner Partnerin verbieten?
Eine sensible Frage, denn etwaige geburtshilfliche Maßnahmen, sollten sie denn nötig sein, werden zum Wohle deiner Partnerin und/oder deines Kindes veranlasst. Grundsätzlich darf die Gebärende medizinische Handlungen verweigern. Sollte es aber für Mutter oder Kind lebensbedrohlich werden, darf das medizinische Personal trotzdem eingreifen, um Leben zu retten. Sollte deine Partnerin nicht ansprechbar sein, kannst natürlich auch du ihre und eure Wünsche äußern. Du darfst aber nie vergessen, dass die Personen, die eure Geburt begleiten, Profis in ihrem Gebiet sind und für mögliche Interventionen auch eine medizinische Notwendigkeit vorliegt, auch wenn ihr sie nicht sofort versteht. Nach dem Grund für medizinisch notwendige Interventionen zu fragen, ist aber absolut euer Recht! Bevor du also »Das möchten wir nicht« in den Raum wirfst, wäre die Frage »Warum ist dies nötig?« – sofern es nicht sowieso schon kommuniziert wurde – eher ratsam.

Darf ich den Kreißsaal verlassen?
Du darfst jederzeit den Kreißsaal verlassen, wenn du es willst. Es ist kein Gefängnis. Ich würde dir nur den Rat geben, es deiner Partnerin vorher mitzuteilen, damit sie sich nicht allein oder im Stich gelassen fühlt. Wenn du euch etwas zu essen und zu trinken holst oder auf Toilette gehen musst, stellt das kein Problem dar.

Was ist, wenn mir schwindelig wird?
Dann setzt du dich hin. Du befindest dich in einer völligen Ausnahmesituation, bist vielleicht schon sehr lange auf den Beinen, hast schlecht

>>

gegessen und getrunken und wirst durch dein Adrenalin ständig auf Hochtouren gehalten. Einige können auch Blut schlecht sehen. Wenn dir komisch wird oder du dich schwindelig fühlst, dann setze dich einfach kurz hin. Ob auf den Boden oder einen Stuhl ist dabei völlig egal. Die Geburtshelfer sollen gerade deiner Partnerin helfen und nicht den kollabierten Partner vom Boden auflesen.

Darf ich bei einem Kaiserschnitt dabei sein?
Falls es zu einem Kaiserschnitt kommen sollte, ob geplant oder unvorhergesehen, darfst du in der Regel auch dabei sein. Du wirst umgezogen und dir wird ein Platz zum Warten zugeteilt, bis das OP-Team bereit ist. Einzige Ausnahme ist eine Notfallsituation, also zum Beispiel ein Notkaiserschnitt. Hier wirst du leider gebeten, im Kreißsaal zu bleiben, was natürlich unschöne Minuten des Wartens in Ungewissheit bedeutet. Du wirst aber sofort informiert, sobald es Neuigkeiten gibt.

Darf ich Musik hören im Kreißsaal?
In der Regel, ja. Bei speziellem Musikgeschmack oder sehr lauter Musik kann jedoch das geburtshilfliche Team gestört werden und bittet dann darum, die Musik leiser zu machen oder ganz auszustellen. Metal-Fans können hier manchmal ausgebremst werden.

Wie spreche ich mit den medizinischen Helfern?
Wie im echten Leben gilt auch für dich als Partner im Kreißsaal: Wie man in den Wald hineinruft, so schallt es heraus. Es ist der Gesamtsituation logischerweise nicht zuträglich, wenn man stänkernd und unfreundlich fordernd das geburtshilfliche Team beleidigt. Sei in deinem Umgang mit den Geburtshelfern respektvoll und freundlich, so wird auch dir mit Respekt und Freundlichkeit begegnet. Die meisten haben sehr großes Verständnis für die besondere Situation, die Aufgeregtheit und den Beschützerinstinkt der Partner. Die Toleranzgrenze ist bei persönlichen Beleidigungen aber natürlich sehr schnell erreicht.

PHASEN DER GEBURT

Wir haben bereits gelernt, was eigentlich eine Wehe ist und welche Art von Schwangerschaftswehen es geben kann. Nun besprechen wir die einzelnen Geburtswehen, die die entsprechenden Phasen der Geburt mit definieren.

Es gibt im Prinzip zwei Arten von Geburtswehen, die der einzelnen Geburtsphase zugeordnet werden. Auch wenn das alles sehr systematisch und analytisch klingt, darfst du nie vergessen, dass die Übergänge stets fließend sind. Du wirst also nicht an deinem Geburtsort sein, Eröffnungswehen veratmen und auf einmal klickt ein imaginärer Schalter und die Wehenart ändert sich. Lass dich nicht von der Einteilung irritieren, sondern versuch einfach denn Sinn, also die Funktion, der einzelnen Wehenarten nachzuvollziehen.

Die Eröffnungsphase

Die Eröffnungsphase beginnt mit den Eröffnungswehen, die offensichtlich die Funktion haben, den Muttermund zu öffnen. Um das zu schaffen, müssen sie koordiniert, regelmäßig und rhythmisch sein. Sie haben eine hohe Intensität und können zunächst alle 10 Minuten auftreten, später alle zwei bis drei Minuten. Diese Regelmäßigkeit schiebt dein Kind Stück für Stück gegen den inneren Muttermund. Der Muttermund ist zusammen mit dem Beckenboden und der Vaginalwand die am meisten belastete Struktur bei einem Geburtsvorgang. Vor allem bei der ersten Geburt ist dieses Gewebe fest, stabil, derb und muss jetzt binnen weniger Stunden auf ein Vielfaches seiner ursprünglichen Weite aufgedehnt werden. Das tut weh! Das sage ich nicht, um dir Angst zu machen. Ganz im Gegenteil. Die Eröffnungsphase beginnt mit den Eröffnungswehen und ist erfahrungsgemäß – und das ist vielen nicht bekannt – oft die anstrengendste Zeit bei der Geburt. Verbildlicht wird häufig nur die darauffolgende Phase der Geburt. Der letzte Kraftakt. Drücken, pressen, schreien. Daran denkt man, wenn man an Geburt denkt. In Wirklichkeit empfinden viele Frauen diese Phase der Geburt fast als Erleichterung, weil endlich aktiv mitgewirkt werden kann und darf. Dies ist bei der Eröffnungsphase nicht der Fall. Aus folgendem Grund: Sollte man bei nicht vollständigem Muttermund bereits anfangen mitzudrücken, um das Kind Richtung Ausgang zu schieben, kann dies dazu führen, dass das kindliche Köpfchen den noch nicht vollständig geöffneten Muttermund penetriert und im wahrsten Sinne wund reibt. Der Muttermund kann anschwellen und die mit viel Mühe und Kraft errungenen Zentimeter Muttermundseröffnung wieder zuschwellen lassen. Dies gilt es zu verhindern. Der Drang mitzuarbeiten und zu pressen ist instinktiv gegeben und hoch, aber hier solltest du gut auf deine Geburtshelfer hören. Veratme, halte durch, halte aus und rufe deine Schmerzstrategien ab. Hier sind der Partner und andere Unterstützung von außen enorm wichtig.

Die Eröffnungsphase ist eine mentale Achterbahnfahrt. Wenn man dies vorher nicht weiß, kann der Satz der Geburtshelfer »Super. Der Muttermund ist schon bei 5 cm. Weiter so!« sehr frustrierend und demotivierend sein. Schnell schleichen sich Zweifel ein. Erst 5 cm? Und ich kämpfe jetzt schon? Es ist doch gerade mal die Hälfte. Ich schaffe das nicht. Ich verrate dir ein Geheimnis, das keines sein sollte. Fast jede Frau kommt bei der Geburt an den »Ich-schaffe-das-nicht-Punkt«. Du weißt aber spätestens jetzt, dass dies offensichtlich gar nicht so selten und sogar normal ist. Wichtig ist zu wissen, dass du dies denken darfst. Außerdem kennst du jetzt den medizinischen Sinn und Zweck der Eröffnungsphase mit ihren Eröffnungswehen und bist dadurch in der Lage, besser zu akzeptieren und zu verstehen, was in deinem Körper gerade passiert und wofür du kämpfst, atmest und durchhältst. Wissen schafft Vertrauen und Zuversicht. Und ein paar Tipps sind sicher auch hilfreich in dieser Phase der Geburt:

- Achte auf deine Atmung. Wir kommen später noch dazu. Vor allem in dieser Phase ist es für deinen Körper und den deines Babys sehr hilfreich und entlastend, auf deine Atmung zu achten.
- Massagen durch den Partner. Man muss kein gelernter Physiotherapeut sein, um der gebärenden Frau etwas Gutes zu tun. Oft ist

eine Steißmassage wohltuend, aber auch Hände und Füße können geknetet werden.

- Die Wanne. Wärme entspannt, die Schwerelosigkeit entlastet und der wohltuende Duft des Badeöls befreit. Die Wanne kann in der Eröffnungsphase ungemein hilfreich sein.

Die Dauer der Eröffnungsphase ist sehr stark abhängig von der Anzahl der vorangegangenen Geburten und den persönlichen körperlichen Voraussetzungen, die die Gebärende mitbringt. Statistisch gesehen dauert diese Phase bei einem gesunden Verlauf zwischen drei und zwölf Stunden. Bei nachfolgenden Geburten kann sich der Zeitraum auch verkürzen.

Eröffnungswehen sind eine von zwei Geburtswehen. Und für mich bei der Geburt die Königsdisziplin der Frau.

Die Austreibungsphase

Die Austreibungsphase beginnt mit den Austreibungswehen. Auch wenn du es in diesen Minuten nicht glauben wirst, aber die Begrifflichkeit hat nichts mit Satanismus zu tun. Irgendein schlauer Mensch empfand den Begriff Austreibung in dieser Geburtsphase als passend. Ein Schelm, wer Böses dabei denkt. Die Austreibungsphase beginnt nach vollständiger Eröffnung des Muttermunds, also bei circa 10 cm. Dies ist ein wichtiger Moment bei einer Geburt. Sowohl für das geburtshilfliche Team, als auch für dich. Es beginnt ein neuer, ein anderer Abschnitt. Du darfst etwas tun. Aktiv werden. Die Wehenart der Austreibungsphase kennen wir alle zumindest aus Filmen. Hier wachsen Frauen über sich hinaus und als Partner steht man nebenan und kann nur staunen, was da gerade passiert. Die Wehen sind natürlich koordiniert, regelmäßig und von hoher Intensität. Erst alle vier bis sechs Minuten (Druck der Gebärmutter: 60 mmHg), später beinahe alle zwei Minuten. Dazwischen bleibt kaum Zeit, sich zu erholen. Die Kraft, die die Gebärmutter in der letzten Phase, der Austreibungsphase, aufbringt, ist sehr hoch (200 mmHg!).

Wenn du zu Beginn der Austreibungsphase das Gefühl hast, völlig ausgelaugt zu sein und keine weitere Energie mehr zu haben, kann ich dich beruhigen: Du schaffst es. Ganz ehrlich.

Bis heute weiß ich nicht, wie Frauen das machen. Aber sie schaffen es. Ein Erklärungsansatz ist für mich der Punkt, dass viele Frauen nun merken, dass sie ihr Baby mit ihren Wehen, ihrer Kraft und ihrem Willen Stück für Stück durch das Becken schieben können, was einen unglaublichen mentalen Auftrieb zur Folge hat. Es sind nicht nur Schmerzen. Es bringt auch Fortschritt mit sich. Dabei handelt es sich nicht um Meter, sondern wenige Millimeter bis Zentimeter. Vergiss nie: Zwischen Geburtskanal und kindlichem Kopf passt kaum noch ein Blatt Papier. Wenn du nicht zu viel erwartest und akzeptierst, dass es nur Stück für Stück gehen kann, dann bist du auch nicht enttäuscht, wenn das Kind nicht nach zwei Wehen auf der Welt ist. Abhängig von vorherigen Geburten, deinen anatomischen und genetischen Voraussetzungen dauert diese Phase der Geburt zwischen 20 und 60 Minuten. Es ist also der oft zitierte Endspurt.

Nachgeburtsphase und schon wieder Wehen

Kind da. Wehen vorbei? Ein klares »Jein«. Die Geburtswehen mit all ihrer Intensität sind vorbei, das stimmt. Doch jetzt beginnt eine Phase der Geburt, die vor wenigen hundert Jahren noch zu einer hohen Sterblichkeit von Müttern bei der Geburt geführt hat. Die Nachgeburtsphase war damals die gefährlichste Phase und nicht – wie viele meinen – die Geburt an sich. Auch wenn dein Kind nun rosig und geliebt auf deiner Brust liegt, bist du noch nicht fertig mit der Geburt. Das Wunder geht weiter. Dein Kind kommt logischerweise mit Nabelschnur auf die Welt. Diese wird aber relativ schnell merken, dass sie nicht mehr gebraucht wird, denn auf einmal strömt Luft und damit auch Blut durch die kindliche Lunge. Zuvor herrschte ein Umgehungskreislauf, welcher die nicht gebrauchte Lunge verschmähte und das Blut über kleine Nebenverbindungen an ihr vorbei schleuste. Diese kleinen Umgehungen stellen nach der Geburt schnell die Funktion ein. Auch die Nabelschnur ist eine solche Umgehung, sodass auch sie nach gewisser Zeit aufhört zu pulsieren. Dies wiederum führt am anderen Ende der Nabelschnur, der Plazenta, dazu, dass auch sie ihren aufopfernden Dienst einstellt und sich verabschiedet. 500 Milliliter Blut in der Minute sind durch dieses Organ geflossen, um aus zwei Zellen ein Lebewesen zu formen. Es ist somit eines der am besten durchbluteten Organe des menschlichen Körpers. Somit ist auch die Ablösung der Plazenta mit einer Blutung verbunden, deren Menge bei einer vaginalen Geburt normalerweise bis zu einem halben Liter betragen kann.

Unser Körper verlässt sich aber selten auf nur eine Strategie. Das Zwischenhirn der Mutter schüttet nun wichtige Hormone aus, die das Zusammenziehen der Gebärmutter und damit die Lösung der Plazenta fördert. Vor allem das Hormon Oxytocin führt kurz nach der Geburt und auch in den nächsten Wochen in Form von Nachwehen immer wieder zu Kontraktionen der Gebärmutter. Sobald das Baby schreit oder an der Brust saugt, lässt eine Kontraktion nicht lange auf sich warten. Dies sind Trigger-Reflexe für die Ausschüttung von Oxytocin. Die Plazenta wird mit diesen Wehen ebenfalls geboren. Aber keine Angst. Sie ist weich, formbar und wesentlich kleiner als das Kind und ist nicht mit der Geburt eines Kindes zu vergleichen. 30 bis maximal 60 Minuten braucht die Plazenta manchmal, um ebenfalls das Licht der Welt zu erblicken. Erst jetzt gratuliert euch euer geburtshilfliches Team, denn erst jetzt ist die Geburt offiziell beendet.

Herzlichen Glückwunsch! Du hast es geschafft!

ALLES GANZ NORMAL – DARAUF KANNST DU DICH GEFASST MACHEN

Ich schaff das nicht

Folgende Zeilen kommen direkt aus meinem Herzen und dürfen gern aufmerksam gelesen werden. »Ich schaffe das nicht« ist ein Satz, der sich mindestens einmal während der Schwangerschaft oder der Geburt in beinahe jeden weiblichen Kopf einschleicht und vielleicht sogar ausgesprochen wird. Das ist normal. Das ist okay. Auch die stärkste Frau darf zweifeln, die Kraft verlieren und kurz vor der Aufgabe stehen. Du befindest dich in einer nie dagewesenen und auch nicht wiederkehrenden Situation. Selbst wenn du bereits Kinder geboren hast, ist keine Schwangerschaft und keine Geburt wie die andere. Und gerade während der ersten Geburt trifft einen die emotionale, körperliche und mentale Bandbreite dieses einzigartigen Moments unvorhergesehen und mit einer solchen Wucht, dass man glaubt, daran zu zerbrechen. Wichtig in dieser Situation ist, dass du dir dies nicht als Schwäche auslegst. Dass du akzeptierst. Dass du eingestehst. Äußere deine Zweifel, sprich mit deinem Partner und rede dir deine Zweifel von der Seele. Diese Situation ist auch deswegen derart unvergleichlich, da wir in anderen grenzwertigen Situationen instinktiv versuchen, dieser zu entfliehen. Wir ändern die Situation oder den Ort, um einen Ausweg zu finden.

So salopp die verstaubte Aussage »da musst du durch« auch sein mag, sie beschreibt die Geburtssituation alternativlos treffend. Trotz aller Zweifel, die ich schon bei Geburten miterlebt habe, bleibt das Ergebnis immer das gleiche: Du schaffst es doch. Wie das geht? Ich denke, weil es nur die Flucht nach vorn gibt und du dir dessen bewusst bist. Dein Körper ist ab einem gewissen Punkt in der Lage, eine unglaubliche Energiereserve und Kraft zu mobilisieren, dessen du dir zuvor wohl nie bewusst warst. Ohne dass man sie beeinflussen oder steuern könnte. Sie ist einfach da, wie der Saugreflex deines Babys. Sie schlummert wahrscheinlich in uns allen, doch kommen Frauen unter der Geburt mit dieser Ausnahmeleistung häufiger in Berührung.

Die Erinnerungen an eine Geburt bleiben einer Frau erhalten. Man meint zu wissen, wie es sich angefühlt hat und wie anstrengend es war. Doch die situativen Empfindungen und Gefühle sind nicht mehr im Detail abrufbar. Man betrachtet etwas Geschehenes wie durch einen Schleier. Ein Schutzmechanismus unseres Verstands.

»Ich kann, weil ich will, was ich muss.«

Dieses Zitat unbekannter Herkunft ist auf meinem rechten Oberarm in Form eines Tattoos verewigt. Ich trage es für immer auf meiner Haut. Neben der persönlichen Geschichte hinter diesem Zitat habe ich die tiefere Bedeutung erst mit meinen Beteiligungen bei vielen Geburten verstehen gelernt. Ich kann etwas (gebären), weil ich will (mein Kind), was ich muss (ein Zurück gibt es nicht).

Bei meinem Geburtsvorbereitungskurs gebe ich den Paaren dieses Zitat als eine Art Mantra mit auf den Weg. Sie können sich die Bedeutung verinnerlichen und bei Bedarf im Geiste abrufen.

Die Aufgaben des Partners

Zugegeben. Die Aufgabenverteilung bei der Geburt ist recht einseitig gestaltet. Und obwohl die meisten Männer wohl insgeheim nicht böse sind, das Kind nicht gebären zu müssen, fühlt sich Mann doch schnell schlecht und unnütz. Männern liegt es im Blut, helfen zu wollen und zu unterstützen. Viele kommen sogar an den Punkt der Hilflosigkeit. Im Laufe der Jahre konnte ich so einige Stereotypen bei Vätern im Kreißsaal beobachten. Es gibt den devoten Partner, der stillschweigend in einer dunklen Ecke steht und nur auf Zuspruch und Aufforderung seitens der Gebärenden reagiert. Dann aber auch zackig und formvollendet. Es gibt den lustigen Chaoten, der aus Unsicherheit einen Witz nach dem anderen zum Besten gibt und nicht selten eine peinliche Stille statt einem lauten Lacher bei den Anwesenden provoziert. Es gibt den passiv-aggressiven Partner, der wie eine Raubkatze umherschleicht und das geburtshilfliche Team beobachtet, bereit, bei dem kleinsten Problem den tödlichen Kehlenbiss anzusetzen. Es gibt den liebevoll schmusenden Vater, der vor Liebe und Zuversicht alle zu erdrücken droht, auch wenn die Frau gerade pressend und schnaufend das Kind Richtung Tageslicht zu schieben versucht. Viele Partner wenden instinktiv Mechanismen an, um der ungewohnten Situation Herr zu bleiben.

Wie sollte sich der Partner jetzt im Kreißsaal verhalten, was sind seine Aufgaben und wie geht er mit der gebärenden Partnerin um? Jeder Mann und vor allem jedes Paar ist anders. Nicht jede Frau braucht unter der Geburt den Drill Sergeant, der laut motivierend neben dem Ohr der Partnerin hockt und die Frau verbal zu Hochleistungen anzutreiben versucht. Nicht jede Frau braucht einen sanft streichelnden und massierenden Partner, der in der Austreibungsphase über den Unterarm streicht und das einstudierte Mantra ins Ohr säuselt. Du kennst dich am besten. Was du brauchst und brauchen könntest. Sprich schon vor der Geburt darüber, was dir vielleicht guttun könnte. Sprich auch während der Geburt mit deinem Partner. Er kann keine Gedanken lesen und sie kann keine Telepathie.

Die folgenden Tipps spiegeln vor allem meine persönliche Meinung und meine Erfahrungswerte aus dem Kreißsaal wider. Doch so unterschiedlich die Bedürfnisse in den einzelnen Geburtsphasen sind, so unterschiedlich sind auch deine persönlichen Bedürfnisse. Nimm dir also von meinen Erfahrungen, was du für dich selbst brauchen kannst. Alles andere lass getrost beiseite und finde dann deinen und euren ganz eigenen, persönlichen Weg.

Das Wichtigste hier schon mal vorab: Als Partner bist du der Schutzschirm, Leuchtturm und Fels.

**Sie hat die Aufgabe, ein Kind zu bekommen.
Du hast du Aufgabe, alles von ihr abzuhalten,
was sie von diesem Vorhaben ablenken könnte.**

Tipp 1

Sei da! Klingt erst mal banal, ist aber wirklich ungeheuer wichtig. Sei an der Seite deiner Partnerin, sei präsent und jederzeit ansprechbar. Der Ledersessel in der Ecke sieht tatsächlich sehr bequem aus, aber sie braucht dich jetzt ganz nah bei sich. Auch der Körperkontakt kann wichtig sein. Die Hand halten, den Kopf streicheln, den Steiß massieren, Stirn an Stirn in der Wehenpause. Sie wird sagen, wenn ihr etwas zu viel ist. Melde dich kurz ab, wenn du dich entfernst. »Ich gehe kurz auf die Toilette«, »Ich hole uns etwas zu trinken«. Ein kleiner Satz und sie weiß Bescheid.

Tipp 2

Der kalte Lappen. Eine Geburt ist anstrengend und schweißtreibend. Es kann sein, dass die Frau sich wie in einem Fieberwahn befindet und einfach nur funktioniert. Sorge in der Wehenpause für Frische und Abkühlung. Die Stirn und die Wangen abtupfen. Den Nacken kühlen. Die Arme vom Schweißfilm reinigen. Eine kleine Geste, die zum Wohlgefühl deiner Partnerin beitragen wird.

Tipp 3

Essen und Trinken. Biete immer wieder etwas zu essen und zu trinken an. Ob Keks, Müsliriegel oder die Stulle Brot ist dabei ganz egal. Trinken ist wichtig, gerade bei Höchstleistungen. Viele Frauen vergessen unter der Geburt, genug Flüssigkeit zu sich zu nehmen. Deine Aufgabe ist es, sie immer wieder dazu zu animieren. Kauft schon vorher einen Trinkbecher mit Strohhalm oder Schnabelaufsatz, so kann man aus jeder Position entspannt trinken.

Tipp 4

Zuhören, einstecken und weitermachen. Deine Partnerin wird an den Punkt kommen, an dem sie verzweifelt, hadert, schimpft und flucht. Sie wird vielleicht dich, das Kind und die Welt verfluchen. Das ist normal. Sie liebt dich, das Kind und die Welt. Sie weiß es gerade nur nicht. Höre einfach zu, schluck das Gesagte herunter und sei wieder für sie da. Egal, was passiert: Ihr seid ein Team.

Tipp 5

Sie ist Chefin! Wenn sie dir den kühlen Lappen aus der Hand schlägt, um ihn wenige Augenblicke später energisch zurückzuverlangen, dann biete ihr den Lappen wieder an. Wenn sie ihre Ruhe will, dann gib ihr Ruhe. Wenn sie deine Hand zerquetschen will, dann lass dir die Hand zerquetschen.

Eine Geburt ist sicherlich eine nie dagewesene Situation für ein Paar. Man erlebt seine bessere Hälfte auf eine Art und Weise, die es vorher so nie gegeben hat. Vielleicht erkennt man auch eine neue Seite am Gegenüber. Eine solche Ausnahmesituation sollte euch aber keine Angst machen. Die gemeinsame Geburt ist die Chance, die Partnerschaft auf ein neues Level zu heben. Füreinander da zu sein. Zusammen Unglaubliches zu leisten und anschließend als Team gestärkt und unendlich glücklich im neuen Familienleben anzukommen.

Hecheln für das Kind – wie wichtig ist Atmung?

Atmung ist wichtig. Okay, diese Erkenntnis kommt jetzt nicht ganz überraschend. Bei der Geburt ist Atmung ein wahnsinnig unterschätzter Faktor. Sie kann den Unterschied zwischen einer schmerzarmen, komplikationslosen Geburt und geburtshilflichen Interventionen bedeuten. Deine Atmung versorgt dich und dein Baby mit Sauerstoff. Hältst du beispielsweise die Luft an oder hyperventilierst sogar, dann sinkt der Sauerstoffgehalt in deinem Blut. Du bekommst Kreislaufprobleme und dein Baby auch. Nun kennen wir alle das Phänomen, wenn wir uns am Türrahmen das Knie stoßen. Instinktiv halten wir kurz die Luft an, verfluchen uns und den Türrahmen und bekommen einen hochroten Kopf. Der Sauerstoffgehalt sinkt in unserem Blut. Das Fluchen und Kniereiben ist aber nach wenigen Sekunden vorbei. Eine Geburt nicht. Und das Kniestoßen ist nichts im Gegensatz zu Geburtswehen. Richtig und wichtig ist in solchen Situationen, den Schmerz im wahrsten Sinne zu veratmen. Dieser Satz wirkt leider wie eine abgedroschene Floskel aus den Kreißsälen dieser Welt, aber sie ist wahr. Für dein Baby ist die Geburt Stress. Das ist auch gut und richtig. Die Gebärmutter drückt das Kind mit unglaublich viel Kraft durch einen engen Geburtskanal. Die Nabelschnur pulsiert wie ein Dampf-

hammer. Adrenalin durchströmt Mutter und Kind. Gerade in diesen Zeiten ist ausreichend Sauerstoff essenziell und wichtig.
Wie geht denn nun die richtige Atmung? Sowohl in der Eröffnungsphase als auch in der Austreibungsphase kann sich die Atmung verändern. Gerade bei der Muttermundseröffnung kannst du das Ausatmen nutzen, um den Schmerz zu lindern. Das berühmte »lass looooos« kommt hier gern zum Einsatz. Beim Einatmen denkst oder sagst du »lass« und bei der Ausatmung ziehst du das »los« in die Länge. Spüre, wann die Wehe kommt, atme ein (»lass«) und ziehe das »looooos« in die Länge, bis du das Nachlassen der Wehe wahrnimmst. Es ist übrigens – entgegen landläufiger Meinung – egal, ob du über die Nase ein- und über den Mund ausatmest. Du kannst auch nur über den Mund atmen. Außerdem steht es dir natürlich frei, andere Laute zu machen oder dir dein Mantra nur zu denken. Auch hier gibt es keine Pauschalisierungen. Du machst das, was dir guttut. Versuche, dabei auch auf deine Schulter- und Nackenmuskulatur zu achten. Sie ist wahrschein-

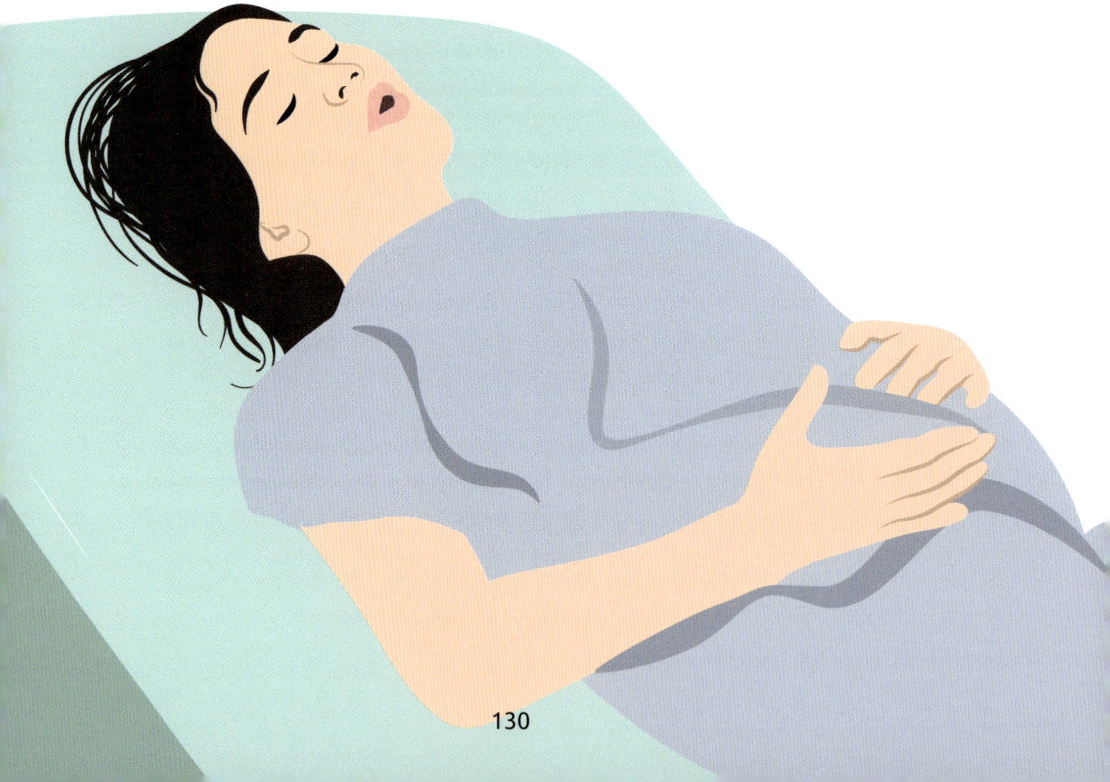

lich instinktiv angespannt. Versuche, sie ganz bewusst bei der Atmung zu entspannen.

In der Austreibungsphase wird sich die Atmung automatisch ändern. Die Wehe hat nun die maximale Kraft, die Wehenpausen werden kürzer. Jetzt ist mentale Stärke gefragt, um sich nicht überrumpeln zu lassen, sondern sich weiter auf die Atmung zu konzentrieren. Du willst dein Kind Richtung Welt schieben. Ob du beim Schieben tönst, schreist oder ruhig bist, ist im Prinzip egal. Es gibt Empfehlungen und es gibt deine Empfindungen. Und diese zählen in eurem Moment. Es wird empfohlen, mit Wehenbeginn tief einzuatmen und dann beim Schieben langsam auszuatmen – mit einem ffffff: Das entlastet den Damm und schont deine Gefäße im Hirn. Versuche die Wehenpause zu nutzen, um nichts zu machen außer dich mental zu sammeln und wieder ruhig und kontrolliert zu atmen.

Dein Partner kann bei der Atmung zum Taktgeber und Anleiter werden. Er oder sie wird dir helfen, deinen Rhythmus zu finden und nicht zu vergessen, dich und dein Baby mit Sauerstoff zu versorgen.

Atmung ist also wichtig. Mein Tipp an dich: Versuche schon vor der Geburt verschiedene Atemübungen zu trainieren. Wie fühlt es sich an, wie klinge ich bei der Atmung, was gefällt, was irritiert? Fange nicht erst während der Geburt an, deine Atemtechniken auszuprobieren, so fällt es dir in dieser außergewöhnlichen Situation leichter, bereits Gelerntes abzurufen.

Was einem sonst keiner sagt

Die folgenden Zeilen schreibe ich mit großer Genugtuung, denn auch wenn eine Geburt wunderschön und einzigartig ist und fast schon transzendente Züge hat, gibt es Umstände und Situationen, die gern bei den Erzählungen im Familien- und Freundeskreis verschwiegen werden. Dabei gehören auch diese Dinge dazu. Und vorher nie davon gehört zu haben, bedeutet für viele Paare im Umkehrschluss, dass ihre vielleicht erlebte Erfahrung im Kreißsaal als nicht normal empfunden wird. Wir sprechen über Schimpfen, Schreien und Zweifeln. Über Stuhlgang, Urin und Erbrechen. Denn all diese Punkte erlebe ich. Geburt für Geburt. Es ist okay!

Schimpfen, schreien und zweifeln

Ich weiß nicht, wie es dir geht, aber wenn ich mir wehtue, dann fluche und schimpfe ich. Auch mal über mich und meine Tollpatschigkeit, aber gehäuft über die Dinge, die ursächlich verantwortlich für meinen Schmerz waren, ohne dass sie eine besondere Schuld treffen würde. Was kann der Türrahmen schon dafür, wenn ich gegen ihn laufe? Doch unser Gehirn ist so gepolt. Schmerz macht aggressiv und wütend. Nun hat der Geburtsschmerz absolut nichts gemein mit dem Schmerz beim Anstoßen an einen Türrahmen. Geburtsschmerzen sind intensiv, tief, penetrant und nicht beeinflussbar. Man kann sich die Stelle nicht reiben, die wehtut. Man kann nur ertragen. Eine solche ausgelieferte Schmerzsituation nagt an deinen gesellschaftlich auferlegten mentalen Strukturen. Als gebärende Frau wird man reaktiv, man funktioniert. Und deswegen schreit man. Man schimpft. Und man zweifelt auch. Nichts davon ist abnormal. Der Schuldige ist nun nicht der Türrahmen, sondern der anwesende Partner, die Begleitperson oder das kleine Wesen in deinem Geburtskanal. Selbst Frauen, die im alltäglichen Leben keiner Fliege was zuleide tun würden, können unter der Geburt wahre Furien werden. All das kann passieren und sollte dich und vor allem deine Begleitperson nicht erschrecken.

Stuhlgang, Urin und Erbrechen

Selbst wenn man sich die Anatomie des weiblichen Beckens nur oberflächlich anschaut, wird klar, warum die Entleerung der Ausscheidungsorgane unter der Geburt nur logisch ist. Wie sollen drei Kilogramm Mensch zwischen Harnblase und Enddarm vorbeigelangen, ohne diese auszudrücken wie eine Zahnpastatube? Gerade am Ende der Austreibungsperiode muss das kindliche Köpfchen am Schambeinknochen der Mutter vorbeigelangen, weshalb es unter der Wehe Richtung Enddarm gedrückt wird. Sollte sich hier ein wenig Stuhl entleeren, dann kannst du sicher sein, dass sich das geburtshilfliche Team freut. Denn diese letzte Kurve ist ein großer Schritt zur Geburt. Jetzt gibt es kaum noch ein knöchernes Hindernis für das Kind. Vielleicht ist dir dieser Gedanke zuwider und ekelt dich auch an, aber lass dir ehrlich gesagt sein: Es ist normal und natürlich.

Es handelt sich auch nur um den Inhalt deines Enddarms, was meistens auch nicht der Menge deines normalen Stuhlgangs entspricht. Der Stuhl wird sofort und diskret entfernt. Keiner sieht etwas, selten riecht man etwas. Einige Frauen möchten diese Situation vermeiden und lassen sich schon vor der Geburt einen Einlauf geben. Das kannst du gern mit deinem geburtshilflichen Team besprechen. Manchmal fehlt einfach die Zeit. Und sehr oft ist es der Frau in dieser Situation doch plötzlich völlig egal. Ähnlich verhält es sich mit der Harnblase. Schmerz und Stress bremsen die Nervenfasern, die dafür zuständig sind, deine Harnblase zu entspannen und zu entleeren. Einfach gesagt: Man vergisst zu pinkeln. Eine volle Harnblase kann sogar dazu führen, dass das Kind schwerer daran vorbeikommt, sodass es unter Umständen nötig ist, dass du während der Geburt noch mal auf die Toilette gehst oder ein Einmalkatheter gelegt wird, um deine Harnblase zu entleeren. Nicht selten führt der hohe Druck auf die Harnblase aber auch dazu, dass sie sich von ganz allein entleert. Auch das ist nicht weiter schlimm. Warm und nass wird es sowieso.

Der Schmerz, der Druck, die Aufregung, der Kreislauf. All das kann dazu führen, dass dein Magen rebelliert und sich ebenfalls entleeren will. Auch hier besteht kein Grund zur Sorge. Wenn du merkst, dass dir unter der Geburt übel wird, dann sprich deine Geburtshelfer an und lass dir eine Spucktüte geben. Wenn du sie nach ein paar tiefen Atemzügen wieder zur Seite legen kannst, weil es dir besser geht, hast du sie schon in der Nähe, falls dir noch mal schlecht wird.

SCHMERZ LASS NACH

Eine der größten Sorgen und Ängste vor einer Geburt betrifft den anstehenden Schmerz. Der Mensch hasst Ungewissheit und noch mehr Unbekanntes. Man hört und liest viel. Und dennoch kann keine Frau, selbst rückblickend, die Geburtsschmerzen fassen und plastisch beschreiben. Noch weniger kann es ein Mann. Und trotzdem spreche ich in diesem Kapitel über die kommenden Geburtsschmerzen, denn ich habe unzählig viele unterschiedliche Frauen bei der Geburt erlebt und war anfangs immer wieder überrascht, wie sich auch das Schmerzempfinden der Frauen unterscheidet. Ich habe einige Zeit im Kreißsaal und noch mehr Geburten gebraucht, um zu verstehen, warum eine Frau mehr Schmerzen zu haben scheint als die andere.

Zunächst gibt es natürlich verschiedene Grundvoraussetzungen, die eine Rolle spielen. Die Anatomie der Frau, Genetik, Kultur, Größe des Kindes, Anzahl der vorausgegangenen Geburten, Schwangerschaftskomplikationen und einige mehr. Und dennoch kommt es vor, dass Frauen mit eigentlich ungünstigen Vorbedingungen weniger Schmerz empfinden als solche mit günstigen Voraussetzungen. Später fasse ich dir kurz zusammen, welche medizinischen Möglichkeiten es zur Schmerzbewältigung gibt (siehe S. 136), aber jetzt solltest du dich zunächst ganz auf dich selbst konzentrieren. Schmerzbewältigung beginnt nämlich mit der Akzeptanz, also der inneren Einstellung. Frauen, die den Schmerz erwarten, akzeptieren, sich auf ihn einlassen und vor allem lernen, mit ihm umzugehen, spüren subjektiv nachweislich weniger Schmerzen, benötigen weniger medizinische Interventionen und haben dadurch eher komplikationslose Geburtsverläufe. Gerade die positive Erwartungshaltung, die Akzeptanz, dass dich der Schmerz deinem Kind Wehe für Wehe näherbringt, kann dazu führen, dass du weniger Schmerz empfindest. Damit du mich nicht falsch verstehst: Der Schmerz ist weiterhin da! Und er tut weh. Doch der Mensch kann lernen, mit ihm zu leben. Denk an Mönche, die über heiße Kohlen laufen oder stundenlang auf Nagelbrettern sitzen. Du sollst dir kein orange gefärbtes Gewand bei der Geburt überziehen, aber den Schmerz als das sehen, was er ist. Dehnung von Gewebe und Bändern, Gebärmutterkontraktion, dein drückendes Kind. Angst führt beim Menschen schnell zu muskulärer Verspannung. Muskuläre Verspannung führt zu innerer Anspannung. Angespannte Muskulatur schmerzt mehr, wenn sie gedehnt und gestaucht wird. Ein Teufelskreis oder in der Geburtshilfe auch Angst-Spannung-Schmerz-Syndrom genannt. Hier gilt es, den Kreis zu durchbrechen. Dies gelingt bei vielen durch positive Suggestion, sich bewusst zu machen, wofür der Schmerz da ist. Es gelingt durch innere Bilder und Visualisierungen. Viele stellen sich schöne Orte, das Meer oder sogar das eigene Kind im Becken vor. Atmung ist ein wesentlicher und wichtiger Faktor, dem wir einen eigenen Abschnitt widmen (siehe S. 129). Wärme, zum Beispiel Wärmekissen, Wärmepackungen oder warme Bäder, Bewegung, zum Beispiel gehen oder das Becken kreisen lassen, Massagen und Akupressur, ein Wechsel der Körper- oder Liegeposition sind etablierte Methoden, die dir bei der Geburt helfen können. Es gibt viele Methoden, die schon während der Schwangerschaft erlernt und abgerufen werden sollten, um während der Geburt darauf zurückgreifen zu können.

Ich wiederhole mich gern: Der wichtigste Aspekt bleibt das Akzeptieren. »Hallo Schmerz, ich weiß, du wirst kommen, du kannst verdammt weh tun, aber ich akzeptiere dich. Hilf mir bei der Geburt.«

Und dann gibt es noch Plan B. Und wir alle sollten froh sein, dass es in der modernen Medizin einige wenige Methoden gibt, die dir bei Schmerzen helfen können. Jeder Frau steht eine Schmerztherapie unter der Geburt zu, wenn sie diese verlangt. Die Übersicht auf den Seiten 136 und 137 zeigt dir die gängigsten Methoden.

Wissen schafft Vertrauen

Medikamentöse Schmerztherapie

Spasmolytika Entkrampfende Präparate, die die Öffnung des Muttermunds während der Eröffnungsphase unterstützen. Sie werden in den meisten Fällen über einen venösen Zugang verabreicht. Ein bekannter Wirkstoff ist Butylscopolamin, der auf pflanzlicher Basis gewonnen wird. Von der Potenz dieser Wirkstoffgruppe darf man bei Geburtswehen nicht zu viel erwarten. Zahlreiche Beobachtungsstudien zeigen aber auch keine negativen Auswirkungen, sodass der potenzielle entkrampfende und schmerzlindernde Nutzen das sehr geringe Nebenwirkungsrisiko überwiegt.

Opiate Du hörst richtig. Opiate sind Abkömmlinge von Opium, das auch als illegales Rauschmittel Verwendung findet. Opiate wirken schmerzdämpfend und beruhigend und sind sehr potent, sodass sie unter der Geburt bei Schmerzen und Angst helfen können. Sie werden allerdings nur in Ausnahmefällen verabreicht, da sie nicht nur die Schmerzempfindung dämpfen, sondern auch den Atemantrieb und das Bewusstsein der Mutter beeinflussen. Im Blut gelangen die Stoffe über die Nabelschnur zum ungeborenen Kind und wirken auf dieselbe Weise. Opiate sind unter der Geburt manchmal eine Option, aber sicherlich kein Standard.

Lachgas Auch Distickstoffmonoxid genannt. Lachgas ist ein sehr historisches Schmerzmittel, das auch in der Geburtshilfe Verwendung findet. Es wird den Frauen meist in

Form einer Maske in einem 50/50 Gemisch mit Sauerstoff während der Austreibungsperiode gegeben. Auch Lachgas ist mit Vorsicht zu genießen, da es auf das Zentralnervensystem von Mutter und Kind wirkt.

Periduralanästhesie (PDA) Bei einer PDA wird das lokal betäubende Medikament in den Periduralraum im unteren Rücken der Frau gespritzt (vgl. Abbildung). Hierbei wird ein Plastikschlauch in einen Hohlraum außerhalb des Rückenmarks und nicht, wie fälschlicherweise häufig angenommen, in das Rückenmark selbst eingeführt. Das Betäubungsmittel kann so nach Bedarf dosiert werden. Das Medikament umspült den Rückenmarkskanal, in dem die Rückenmarksnerven verlaufen, und hemmt dadurch die Schmerzempfindung in der unteren Körperhälfte.

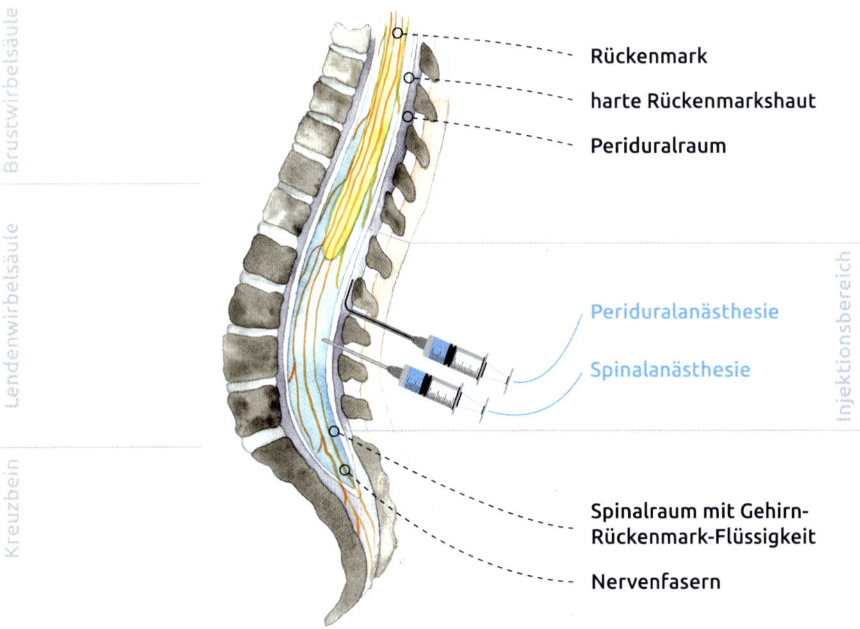

BONDING UND ERSTE UNTERSUCHUNGEN

Magst du Umarmungen, Nähe und Körperkontakt mit deinen liebsten Menschen? Schenkt dir diese Nähe Vertrauen, Sicherheit und Zuversicht? Dann geht es dir nicht anders als deinem Kind. Die Wärme, der Geruch, das Gefühl und die Geräusche von Mama und Papa sind für Neugeborene eine Wohlfühloase, ein Ort der Geborgenheit. Hier fühlt es sich sicher und aufgehoben und kann von diesem sicheren Hafen aus seine ersten Erfahrungen in dieser Welt sammeln. Wann immer es dir möglich ist, solltest du dein Baby auf deine nackte Haut legen. Dabei ist es egal, ob du dein Kind auf vaginalem Weg oder per Kaiserschnitt bekommen hast.

Möglichst noch vor der Geburt der Plazenta sollten dir die Geburtshelfer dein Kind auf die Brust legen. Das sogenannte *bonding* ist mittlerweile in allen Kreißsälen eine Selbstverständlichkeit oder sollte es zumindest sein – vorausgesetzt, dein Kind ist gesund. Erfahrene Hebammen beurteilen in kürzester Zeit den Zustand deines Babys, ohne dass du es überhaupt bewusst registrierst. Zieht das Baby Grimassen, strampelt es, schreit es, wie ist die Hautfarbe und welche

APGAR	0 Punkte	1 Punkt	2 Punkte
Appearance (Aussehen, Hautfarbe)	blass/blau	Stamm rosig, Extremitäten blau	rosig
Pulse (Herzaktion)	kein Puls	<100/min	>100/min
Grimace (Gesichtsbewegung, Reaktion aufs Absaugen)	keine	grimassieren	schreien
Activity (Muskeltonus)	schlaff	träge Flexionsbewegungen	spontane gute Eigenbewegung
Respiration (Atmung)	keine	langsame, unregelmäßige Atmung bzw. Schnappatmung	regelmäßig (40/min)
Interpretation: normal: 9 - 10 Punkte; grenzwertig: 5 - 8 Punkte; vitale Bedrohung des Neugeborenen: <5 Punkte			

Frequenz hat der Herzschlag? Innerhalb weniger Augenblicke und Minuten wird der Zustand deines Babys beurteilt und bewertet. Diese Angaben sind nicht willkürlich, sondern orientieren sich am APGAR-Score, einem objektiven und internationalen Score, den du in deinem Mutterpass im Abschnitt über die Geburt findest (und auf Seite 138 unten). Der APGAR-Score wurde 1953 von der Anästhesistin Virginia Apgar erfunden und nach ihr benannt. Nach Lebensminute 1, 5 und 10 werden verschiedene Parameter beurteilt und entsprechend mit Punkten bewertet. Die Summe der Punkte ergibt einen normalen Befund (9–10 Punkte), einen grenzwertigen Befund (5–8 Punkte) oder eine vitale Bedrohung des Neugeborenen (<5 Punkte).

Das *bonding* hat eine enorme Kraft und Wirkung für Mutter und Kind. Man stelle sich nur vor, wie dieses schutzbefohlene Wesen viele Monate wohlbehütet den Puls der Mutter gespürt und gehört hat, warmgehalten und ernährt wurde und auf einmal diesen Ort verlassen hat. Die Wärme, Nähe, der Schutz und auch der Geruch der Mutter geben Sicherheit und Vertrauen. Babys haben viele angeborene Reflexe, die unglaublich faszinierend sind. Einige Babys suchen und finden die Brustwarze der Mama ganz von allein und ohne Hilfestellung. Falls das vorsichtige erste Anlegen in den ersten Lebensminuten noch nicht so recht klappen will, dann mach dir keine Sorgen. Das ist völlig normal. Während du dein Kind auf deiner Brust bestaunst, bist du möglicherweise noch immer über die Nabelschnur mit deinem Baby verbunden. Die letzten Jahre haben gezeigt, dass das Auspulsierenlassen der Nabelschnur Vorteile für das Kind haben kann. Nachdem der Puls der Nabelschnur schwächer wird, kann der Papa die Nabelschnur durchschneiden, wenn er möchte. Diese Tradition gibt es seit langer Zeit und wird von den meisten Vätern auch mit etwas schwitzigen Händen wahrgenommen. Wenn er sich dies nicht zutraut oder möchte, ist das auch völlig okay. Er wird sich wundern, wie eigenartig sich der Schnitt durch die Nabelschnur anfühlen wird. Eine scharfe Schere ist schon nötig, die ihm aber die Hebamme reichen wird. Außerdem wird sie ihm auch zeigen, wo er genau schneiden muss und kindliche Teile schützen. Der Schnitt geht durch gallertiges Bindegewebe, die sogenannte Wharton-Sulze. Es fühlt sich ein wenig so an, als schneide man eine überdimensionale und halb gegarte Spaghetti durch. Auch wenn alle medizinischen Maßnahmen, die den Eltern-Kind-Kontakt unterbrechen, auf ein gesundes Mindestmaß beschränkt werden sollen, muss doch noch eine Untersuchung beim Baby gemacht werden: Die erste Kindervorsorgeuntersuchung (U1). Hebammen, Pflegekräfte, Gynäkologinnen oder Pädiater können diese durchführen. Hier werden unter anderen die Körpermaße, Reifezeichen, mögliche Fehlbildungen oder Geburtstraumen festgestellt. Der APGAR-Score wird eventuell auch wieder erhoben. Die U1 findet meist im Kreißsaal selbst statt und dauert nur wenige Minuten. Im Anschluss kommt das Baby wieder Haut an Haut zur Mama.

Verlorene Emotionen nach der Geburt, Schuld und Scham

Natürlich sind viele Paare überglücklich und beseelt, wenn es geschafft ist und das ersehnte Kind endlich bei der Mama auf der Brust liegt. Doch Erschöpfung und Kraftlosigkeit können die Euphorie und Freude ebenso dämpfen wie das Bewusstwerden der neuen Lebenssituation. Auf einmal ist da ein neuer Mensch. In deinem Leben. In eurem Leben. Das war zwar abzusehen, aber diese plötzliche Endgültigkeit überrascht einen trotzdem.

Vielleicht sieht dein Baby nicht so aus, wie du es dir vorgestellt hast, oder wie es in Film und Fernsehen suggeriert wird. Neugeborene sind zerknautscht, schmierig und sehen in den ersten Lebenstagen dem kleinen Meister Yoda aus Star Wars oft ähnlicher als den Erzeugern selbst. Auch hier kann eine gewisse Enttäuschung aufkommen. Das kann auch der Fall sein, wenn sich das lange angekündigte Mädchen trotz moderner Ultraschalltechnik urplötzlich als kleiner Junge entpuppt. »Gender disappointment« nennt man dies heutzutage. All das kommt zusammen und auf einmal fühlt man sich schuldig.

Mein Rat: Akzeptiere deine Gefühle, wie sie sind, und versuche nicht, etwas zu erzwingen, was gerade noch nicht da ist. Vielleicht dauert es ein paar Stunden, vielleicht sogar Tage ... Aber du wirst dein Kind bedingungslos lieben. Vielleicht nicht auf den ersten Blick, aber bestimmt nach dem ersten Kennenlernen.

GEBURTSVERLETZUNGEN

Bindegewebe, Muskulatur und Haut der Genitalregion werden bei einer vaginalen Geburt auf ein Vielfaches gedehnt. Das ist grundsätzlich kein Geheimnis und unvermeidlich. Übersteigt die Dehnung die Belastungsgrenze dieser Strukturen, können Risse und Defekte entstehen. Diese werden Geburtsverletzungen genannt und im Anschluss an die Geburt nach Lokalisation und Ausprägung beurteilt und versorgt. Geburtshelfer sprechen dabei je nach verletzter Struktur von Dammriss, Scheidenriss, Labien, Zervixriss, Klitorisriss oder auch Schürfungen und Fissuren.

Dammriss

Vor allem der Dammriss kommt bei jeder dritten vaginalen Geburt vor und wird in seiner Ausdehnung in Grade eingestuft. Es gibt den Dammriss I, II, III (hier gibt es noch die Unter-Unterkategorien a, b und c) und den Dammriss IV. Das klingt sehr medizinisch, weshalb ich dir das kurz einmal entwirren möchte. Schau dir dazu auch gern folgende Illustration an.

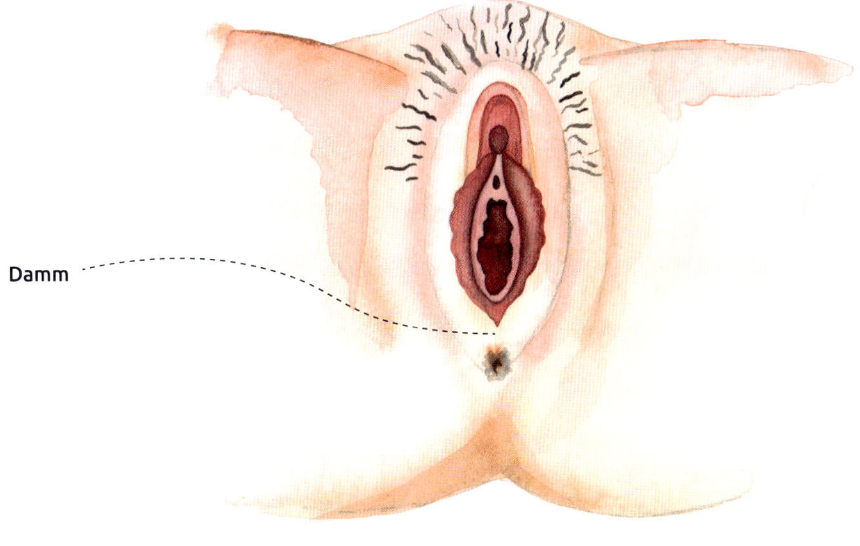

Der Damm ist der Bereich zwischen Anus und äußeren Geschlechtsorganen bei Frau und Mann. Dieser Bereich besteht aus Fettgewebe, Bindegewebe und Muskulatur. Vor allem im Bereich des Anus erwähnenswert ist die Schließmuskulatur. Je näher sich eine Verletzung Richtung Anus ausdehnt, desto mehr kann die Schließmuskulatur betroffen sein. Bei Dammriss I und II wird diese Schließmuskulatur nicht verletzt. Beide treten statistisch gesehen sehr viel häufiger auf als höhergradige Dammrisse, die die Ausnahmen bleiben. Bei einem Dammriss IV, der sehr ausgedehnt ist, ist sogar das Rektum, also der Enddarm mitbetroffen. Die Häufigkeit von höhergradigen Dammrissen bei allen vaginalen Geburten beträgt etwa ein Prozent. Dies sind auch die Frauen, die nach der Geburt Probleme und Einschränkungen mir der Stuhlkontinenz haben können. Eine professionelle Versorgung und Nachsorgen in einem Beckenbodenzentrum ist enorm wichtig. Risikofaktoren für einen höhergradigen Dammriss sind unter anderem folgende Punkte: ein kindliches Geburtsgewicht von mehr als 4 000 g, Erstgebärende, vaginal-operative Entbindung und auch die Anwendung des Kristeller-Handgriffs, zu dem ich noch einige mahnende Worte verlieren möchte (siehe S. 149).

Nähen oder nicht nähen?

Nach der Geburt der Plazenta wird die Dammregion von der Hebamme und der Ärztin inspiziert. Es geht genau um die Frage, die sich viele Frauen nach der Geburt stellen. »Muss ich jetzt genäht werden und ist der natürliche Heilprozess nicht besser als eine Naht?« Die Antwort lautet: Es kommt drauf an. Das ist zwar eine recht schwammige Aussage, aber entspricht der Realität.

Ein Dammriss I muss unter Umständen nicht genäht werden, wenn die Wundränder gut aufeinanderliegen. Sollte die Verletzung jedoch stark bluten oder liegen die Wundränder schräg zueinander, kann auch hier eine Naht nötig sein, um narbige und später störende Strangbildungen zu vermeiden. So verhält es sich auch bei einen Dammriss II.

Sobald jedoch der Schließmuskel betroffen ist, fällt die »Kann-Option« weg. Um die Stuhlkontinenz und die Funktionalität dieser wichtigen Muskulatur erhalten zu können, müssen die Muskeln exakt und gewissenhaft zusammengefügt werden. Stell dir ein Haushaltsgummi vor, das bei Belastung reißt. Beide Enden schnurren unkontrolliert auseinander. Die Aufgabe der Ärzte ist es in diesem Fall, diese Enden zu finden und exakt wieder aneinander zu nähen. Nur so kann der Muskel wieder adäquat arbeiten und die Lebensqualität der Frau erhalten bleiben.

Natürlich wird die Region örtlich betäubt. Sei es per Lokalanästhesie, also einer kleinen Spritze, ähnlich wie man sie vom Zahnarzt kennt, oder über die noch liegende rückenmarksnahe örtliche Betäubung (PDA). Das ist nicht nur purer Anstand und Akt der Menschlichkeit, sondern auch für eine gute Naht erforderlich, um ein Zucken und Wegziehen der Mutter zu vermeiden. Es handelt sich hier um eine unglaublich intime und nach der Geburt hochsensible Zone. Diese Zone gehört betäubt. Punkt. Solltest du bei der Naht noch Schmerzen haben, dann teile das der Ärztin oder zuständigen Hebamme mit. Du hast ein Recht auf Betäubung.

Die Fäden sind in aller Regel selbstauflösend und werden von deinem Körper komplett resorbiert, also aufgenommen oder abgebaut. Je nach Ausprägung und Ort kann auch mal nicht resorbierbares Material verwendet werden, was dir aber gesagt wird.

Kann einem Dammriss vorgebeugt werden?

Fast jede Frau wird sich im Verlauf ihrer Schwangerschaft mit der Thematik Geburt und dementsprechend auch mit möglichen Geburtsverletzungen auseinandersetzen. Neben der Sorge vor den Schmerzen ist die Angst vor einer schwerwiegenden Geburtsverletzung eine der größten, die an mich herangetragen werden. Was kann Frau also tun, um diesem Schicksal zu entgehen?

Der wichtigste Faktor, der bestimmt, ob das Gewebe unter der Belastung der Geburt reißt oder nicht, besteht in den Genen. Die individuelle Zusammensetzung des Bindegewebes und der Hautschichten ist auf unseren Genen verankert und nicht beeinflussbar. Ein paar Codes mehr auf unserer DNS, die die Kollagenfasern codieren, und schon ist das Gewebe belastbarer und dehnbarer.

Ein zweiter bedeutender Faktor, der bedingt beeinflusst werden kann, sind die Schwangerschaft und die Geburt selbst. Ein großes Kind dehnt mehr. Logisch. Selten kann man das Gewicht und vor allem die Größe des Babys beeinflussen. Eine schnelle Geburt lässt dem Gewebe keine Zeit für Dehnung, sodass es schneller reißt. Der Verlauf der letzten Geburtsphase ist nur teilweise von Geburtshelfern und Mutter beeinflussbar. Die Anleitung gemäßigt mitzuschieben, die Geburtsposition zu ändern oder der manuelle Dammschutz der Hebamme sind mittelbare Faktoren, um eine Verletzung zu verhindern. Die Position des Kindes ist nicht beeinflussbar. Gerade die Sternengucker, also Kinder, die mit dem Gesicht nach oben geboren werden, haben einen relativ gesehen größeren Umfang bei Durchtritt durch den Geburtskanal und können dementsprechend häufiger zu Verletzungen führen.

Es gibt viele weitere Variablen, die Einfluss nehmen, ohne dass man sie selbst beeinflussen könnte. Selbst Vorerkrankungen wie Diabetes oder Medikamenteneinnahme haben Einfluss auf die Gewebestrukturen und damit auf die Elastizität.

Die Dammmassage

Was ist nun mit der berühmten Dammmassage ab sechs Wochen vor der Geburt? Ja. Bei richtiger Anwendung kann sie helfen, das Gewebe elastischer zu machen. Vermehrter Um- und Einbau der kollagenen Faser sowie vermehrte Durchblutung können das Gewebe positiv beeinflussen. Das Wort Massage suggeriert ein entspanntes leichtes Kreisen der Finger im Bereich des Damms. Es ist aber in Wirklichkeit eine recht fordernde Technik (vgl. Abbildung). Die manuelle Dammmassage mit den eigenen Händen muss gelernt werden und wird dir am besten von deiner Frauenärztin oder

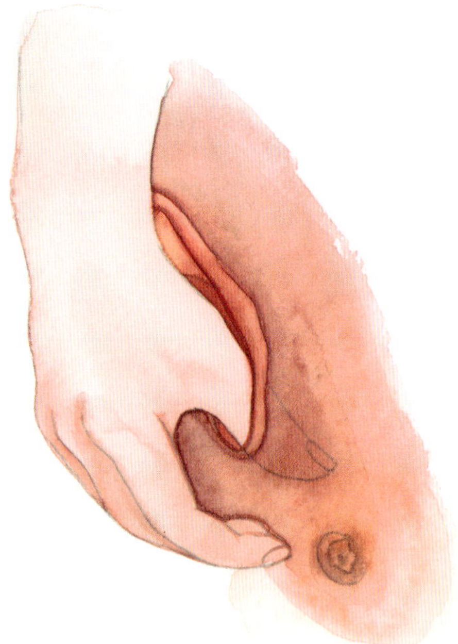

Hebamme gezeigt. Auch die Anwendung von medizinischen ballonartigen Geräten kann hilfreich sein, wenn man die Anwendung korrekt ausführt, und wenn vor allem medizinisch nichts dagegenspricht.

Für diese beiden Arten der Dammvorbereitung auf die Geburt gibt es wissenschaftlich Daten, die die Wirksamkeit bestätigen. Andere Hausmittel wie die Anwendung bestimmter Tees, Kräuter und Öle sind zwar nicht evidenzbasiert, aber richten in den meisten Fällen auch keinen Schaden an.

Blutergüsse

Wir alle kennen Hämatome, also Blutergüsse, nach einem Sturz auf die Knie oder den Ellenbogen. Kleinste Einblutungen unter der Haut führen nicht nur zu lustigen Farbspielen, die übrigens durch die Abbauprodukte des Hämoglobins, des roten Blutfarbstoffs entstehen, sondern können durch kleinste Schwellungen auch ordentlich schmerzen. Solche Blutergüsse können natürlich auch im Genitalbereich entstehen. Da die Haut hier nicht so dünn ist wie an Armen und Beinen, sieht man diese Blutergüsse zwar oft nicht, sie können aber genauso schmerzen wie ihre farbigen Freunde an den Extremitäten. Das in das Gewebe ausgetretene Blut muss nun abgebaut werden, wofür viele Zellen unseres Immunsystems notwendig sind. Damit diese Zellen überhaupt wissen, wo sie gebraucht werden, werden kleinste Botenstoffe ausgesandt, die ebenfalls die schmerzhafte Gewebeschwellung verursachen. Dieser Prozess kann mitunter viele Tage bis zu mehreren Wochen andauern.

Wenn du dich das nächste Mal an der Türkante stößt, kannst du gern einmal beobachten, wie lange ein solcher Defekt benötigt, um gänzlich zu verschwinden. Natürlich wird die Schwellung und damit auch der Schmerz von Tag zu Tag ein wenig besser, aber viele Frauen sind doch verwundert darüber, wie lange das Sitzen und Laufen unangenehm sein kann, wenn sie bei der Geburt Hämatome davongetragen haben. Vorsichtiges und intermittierendes Kühlen kann helfen, die Schwellung und die Schmerzen zu lindern. Dabei ist es ratsam, einen trockenen Kühlakku noch in ein Handtuch zu wickeln, damit die Haut nicht zu stark verkühlt und vor allem nicht zu feucht wird.

KOMPLIKATIONEN, WENN ES ANDERS KOMMT

Ohne es zu wollen, stellt man sich den eigenen Geburtsverlauf insgeheim vor. Erst springt die Fruchtblase, dann kommen die Wehen und wenig später nach großer Anstrengung liegt mein rosiges und geliebtes Baby auf meiner Brust. Haut an Haut. Alles ist gut.

Ich habe über die Jahre gemerkt, wie wichtig es sein kann, auch solche Szenarien zumindest gehört zu haben, die man sich für seine Geburt am allerwenigsten wünscht. Geburtskomplikationen, oder Komplikation beim Baby. Dabei sollte man sich nicht verunsichern oder verängstigen lassen, sondern verstehen lernen, was in welcher Situation geschehen könnte und was gerade passiert. Oft wirken Komplikationen oder das Eingreifen der Geburtshelfer bedrohlicher, wenn man nicht weiß, warum und welcher Sinn hinter etwaigen Maßnahmen steckt. Folgende Zeilen werden dir vielleicht auch helfen, vergangene Erlebnisse aus vorherigen Geburten besser verstehen und verarbeiten zu können. Eine Geburt ist ein natürlicher Vorgang, der in den allermeisten Fällen ohne Zwischenfälle und Komplikationen abläuft. Gute Geburtshelfer sind in solchen Fällen Gäste bei der Geburt. Diese Gäste sind aber auch verantwortlich für mindestens zwei Leben und daher sind sie ungeheuer wertvoll, sobald etwas nicht so läuft wie geplant. Wir gehen eine Geburt nun imaginär chronologisch durch und schauen uns zum jeweiligen Zeitpunkt verschiedenen Szenarien an, die nicht dem physiologischen Verlauf entsprechen.

Eröffnungsperiode

Während der Eröffnungswehen öffnet sich der Muttermund und das Kind wird im weiblichen Becken positioniert. Selten kommt es bei der Eröffnung des Muttermunds zu verstärkten Blutungen, die ein Eingreifen des geburtshilflichen Teams nötig machen. Grund dafür können ein zu tiefer Plazentasitz oder größere Gefäße der Nabelschnur sein, die bei der Eröffnung oder bei einem Blasensprung zerreißen können. Wenn das Kind sich nicht physiologisch ins Becken einstellt, sei es aufgrund einer ungünstigen Lage, oder eines Missverhältnisses zum mütterlichen Becken, kann die Geburt bereits in der Eröffnungsphase ins Stocken geraten. Es geht einfach nicht weiter. Sowohl bei der verstärkten Blutung als auch bei einem Geburtsstillstand kann ein sekundärer Kaiserschnitt nötig sein.

Austreibungsperiode

In dieser Geburtsphase ist dein Baby viel mechanischem Druck durch die starken Wehen und den engen Geburtskanal ausgesetzt, was die kindliche Sauerstoffversorgung für kurze Zeit vermindert. Stell dir einfach vor, du würdest alle zwei Minuten unter Wasser tauchen. Das bedeutet Stress. Dieser Stress ist zunächst nicht außergewöhnlich und in einem gewissen Rahmen auch naturgewollt. Stresshormone wie zum Beispiel Adrenalin und Kortison bereiten dein Kind auf die Welt an der frischen Luft vor. Sollte dieser Stress aber länger anhalten oder stärker werden, sehen die Geburtshelfer diese Veränderung an den kindlichen Herztönen. Bis zu einem gewissen Stresspegel kann das Team, je nach Geburtsverlauf, den kindlichen Stress tolerieren und kontrollieren. Es gibt sogar die Möglichkeit einer kleinen Blutprobe am kindlichen Köpfchen, die sogenannte Mikroblutuntersuchung (MBU). Über eine winzige Kapillare wird ein Tropfen Blut gewonnen, welcher schnell und effektiv untersucht werden kann. Keine Angst, das Kind nimmt dadurch keinen weiteren Schaden. Ganz im Gegenteil, die Geburtshelfer können früh genug nachweisen, ob das Kind zu viel Stress hat. Sollte es für das Kind bedrohlich werden, wird die Geburt beschleunigt. Und hier kann es traumatisch für das Paar werden, sollte man von den Dingen, die wir gleich besprechen, noch nie zuvor gehört haben. Eine Möglichkeit, eine Geburt zu beschleunigen, ist natürlich ein Kaiserschnitt. Ich möchte mit dir aber über Interventionen bei einer vaginalen Geburt sprechen, die nötig sein können, wenn der Kaiserschnitt die schlechtere Option ist. Dies ist zum Beispiel der Fall, wenn das Kind für einen Kaiserschnitt schon zu tief im mütterlichen Becken ist.

Saugglocke und Zange

Eine vaginal-operative Entbindung klingt nicht gerade erstrebenswert. Nicht für das geburtshilfliche Team und schon gar nicht für die kreißende Frau. Doch eine medizinische Intervention kann nötig sein, um dich und dein Kind vor zum Teil lebensbedrohlichen Schäden zu bewahren. Bei einer Entscheidung für eine vaginal-operative Entbindung ist es für uns Ärzte essenziell, dass eine medizinische Indikation vorliegt, also der klare Grund, zum Wohl von Mutter und Kind handeln zu müssen. Ebenso wichtig ist es, diese Gründe mit dem Paar zu besprechen. Es muss die Tragweite dieser Entscheidung vielleicht nicht in Gänze verstehen, aber es muss kurz darüber informiert werden, was passiert und warum die Notwendigkeit dazu besteht.

Bei einer Saugglockengeburt wird am kindlichen Köpfchen eine kleine Saugglocke, die übrigens problemlos in eine Hosentasche passt, angebracht, mit deren Hilfe das Kind synchron zur mütterlichen Wehe und entsprechend der physiologischen Richtung gemeinsam mit der Mutter geboren wird. Dabei geht es weniger um Kraft, als vielmehr um Gefühl. Seltener kommen ältere Geräte zum Einsatz, die aufgrund ihrer Größe und ihres mechanischen Geräuschs doch etwas beängstigender sein können. Viel Gefühl benötigt man auch bei der Zangengeburt. Das klingt erst mal furchtbar. Schaut man sich die Geburtszange näher an, würde man sie wahrscheinlich auch nicht in Zusammenhang mit einer Geburt bringen. Aber auch sie kann Leben retten. Gegenüber der Saugglocke hat sie einen Vorteil: Man kann mit ihr das Kind besser führen und lenken. Nichtsdestotrotz kann der Anblick dieser metallenen Instrumente ziemlich Sorge bereiten, gerade, wenn man noch nie davon gehört hat.

Für beide Arten der vaginal-operativen Entbindungen benötigt man viel Erfahrung und eine gute Ausbildung. Sie können zum Einsatz kommen, wenn die kindlichen Herztöne unter dem Stress der Geburt zu niedrig werden oder die Mutter eine absolute Wehenschwäche entwickelt. Die Risiken für dich und dein Kind sind bei richtiger Anwendung geringer als diejenigen, die ohne diese Maßnahmen auftreten können. Die berühmte Nutzen-Risiko-Abwägung muss aber ganz klar zugunsten des Nutzens ausfallen.

Der Dammschnitt

Auch ein Dammschnitt sollte nur in Ausnahmefällen und bedrohlicher Situation für Mutter oder Kind geschehen. Im letzten Jahrhundert wurde er regelrecht und bei fast jeder Geburt angewandt, wovon aber sinnvollerweise sehr schnell wieder abgesehen wurde. Der wenige Zentimeter lange Schnitt soll oft ein Platzproblem lösen. Dieses Platzproblem kann durch das Kind verursacht werden aufgrund einer Komplikation beim Austreten des Köpfchens oder der Schultern, oder bei einem der vaginal-operativen Manöver nötig sein. Auch hier gehört die Aufklärung des Paares über die situative Problematik definitiv dazu. Ein Dammschnitt sollte angekündigt und über Durchführung und mögliche Folgen aufgeklärt werden. Ein unangekündigter und nicht notwendiger Dammschnitt ist eine Körperverletzung.

Der Kristeller-Handgriff

Der Kristeller-Handgriff wurde Ende des 19. Jahrhunderts von Samuel Kristeller entwickelt und wird seither zur Geburtsbeschleunigung eingesetzt. Das Prinzip: Ein Geburtshelfer übt wehensynchron Druck auf den Oberbauch der kreißenden Frau aus und versucht so, das ungeborene Kind schneller ans Licht der Welt zu drücken. Das ist milde formuliert sehr unangenehm für die Frau und das Kind. Was der Partner dabei denkt, wenn eine Person auf den Bauch der Partnerin drückt, ist noch mal eine ganz neue Perspektive und nicht selten verstörend. Der Kristeller-Handgriff wird immer wieder – zu Recht – kritisch betrachtet, da es dabei zu Schaden von Mutter und Kind kommen kann. Die Weltgesundheitsorganisation rät daher von der Anwendung ab. Häufig werden Frauen durch dieses Manöver traumatisiert. Vor allem wenn Frau und Partner vorher nicht informiert werden oder die notwendige Technik beim Kritstellern nicht verstanden wird. Es geht nicht darum, mit Kraft und Gewalt oder gar dem ganzen Körper auf den Bauch zu drücken, sondern die Wehe und den Druck der Mutter zu unterstützen. Der Kristeller-Handgriff ist sicherlich ein Anachronismus, der dennoch viel Anwendung in deutschsprachigen Kreißsälen findet. Richtig angewandt, kann er helfen, er kann jedoch auch viel zerstören. Körperlich und seelisch.

DER KAISERSCHNITT

Der Kaiserschnitt, auch Sectio caesarea oder einfach nur Sectio genannt, ist die chirurgische Schnittentbindung eines Babys. Doch so plump und einfach können wir es uns bei der Beschreibung dieser Art der Geburt nicht machen, denn es handelt sich dabei um ein unglaublich emotionales Thema. Oft fühlen sich Frauen, die, aus welchen Gründen auch immer, einen Wunschkaiserschnitt planen, nicht nur unverstanden, sondern beinahe gesellschaftlich verstoßen. Auf der anderen Seite ist ein medizinisch notwendiger Kaiserschnitt bei einer Frau, die sich nichts anderes als eine vaginale Geburt vorstellen konnte, nicht selten traumatisierend. Diese Frauen entwickeln oft das Gefühl, versagt zu haben. Generell wird ein medizinisch notwendiger Kaiserschnitt direkt als Notkaiserschnitt empfunden, was ebenfalls psychisch belastend sein kann. Ich möchte mit dir das Thema Kaiserschnitt, seine Notwendigkeit, den Ablauf und Vor- sowie Nachteile beleuchten und mit ein paar persönlichen Worten zu diesem Thema abschließen.

Ein kurzer Ausflug in die Geschichte, da die Erklärung der Entstehung des medizinischen Terminus Sectio caesarea oft darauf abzielt, dass der berühmte Julius Caesar per Kaiserschnitt entbunden wurde und daher Namensgeber war. Dies ist ein Mythos, da seine Mutter die Geburt ihres Sohnes überlebt hat, was damals nicht möglich war. Nichtsdestotrotz wurde bereits 185 v. Chr. der Kaiserschnitt als Geburtsmodus beschrieben und in den folgenden Jahrhunderten auch immer wieder vorgenommen, allerding nur bei Müttern, die im Sterben lagen, um in letzter Instanz das ungeborene Kind zu retten. Selbst in den 80er-Jahren des 19. Jahrhunderts lag die Sterblichkeit der Mutter bei einem Kaiserschnitt noch bei 80 Prozent. 2005 lag sie bei 0,04 Prozent.

Kurz zur Häufigkeit des Kaiserschnitts, bei der sich in den letzten Jahrzehnten enorm viel getan hat. In den 60er-Jahren des letzten Jahrhunderts betrug die Kaiserschnittrate laut Statistischem Bundesamt etwa 3 bis 5 Prozent, im Jahr 1980 bereits 10 bis 15 Prozent. 2017 wurden in Deutschland etwa 30,5 Prozent der Geburten per Sectio durchgeführt. Ursachen für die ansteigende Sectiorate sind vermutlich ein zunehmendes mütterliches Alter, ein steigendes fetales Geburtsgewicht durch unsere veränderten Ernährungsgewohnheiten, eine intensivierte kindliche Überwachung während der Geburt, eine großzügigere Indikationsstellung sowie eine beträchtliche Zunahme an Wunschkaiserschnitten. Übrigens geht die Kaiserschnittrate seit 2014 wieder ganz leicht zurück, aber nicht in der Dynamik der letzten Jahrzehnte.

Der Kaiserschnitt ist ein chirurgisch komplexer Eingriff und keine Anfänger-OP. Der Hautschnitt erfolgt quer etwa am Rand deiner Unterhose, also wenige Zentimeter oberhalb deines Schambein und ist in der Regel circa zehn Zentimeter lang.

Die OP-Technik nach Misgav Ladach gilt als schonender für Mutter und Kind.

Bei der Vorgehensweise nach Misgav Ladach wird versucht, so wenig wie möglich und nur so viel wie nötig scharf, also mit Skalpell, zu operieren. Der Rest wird stumpf, mit Kraft der Finger gemacht. Geschnitten werden im Prinzip nur die Haut, das Fett- und Bindegewebe, die Faszie der Bauchmuskulatur (nicht die Muskulatur selbst) und später die Wand der Gebärmutter.

Auch wenn es sich bei einem Kaiserschnitt um einen Routineeingriff handelt, darf man nie vergessen, dass man im Bauchraum einer Frau operiert. Mit alle den Strukturen, Gefäßen und Organen, die potenziell verletzt werden können. Außer bei einem notfallmäßigen Kaiserschnitt erfolgt ein Kaiserschnitt in der Regel durch eine rückenmarksnahe örtliche Betäubung. Du bist als werdende Mutter wach, ansprechbar und Frau deiner Sinne. Das Schmerzmittel der örtlichen Betäubung sorgt dafür, dass du zwar keine Schmerzen spürst, aber dennoch Berührungen und Bewegungen der Operateure merkst. »Sie

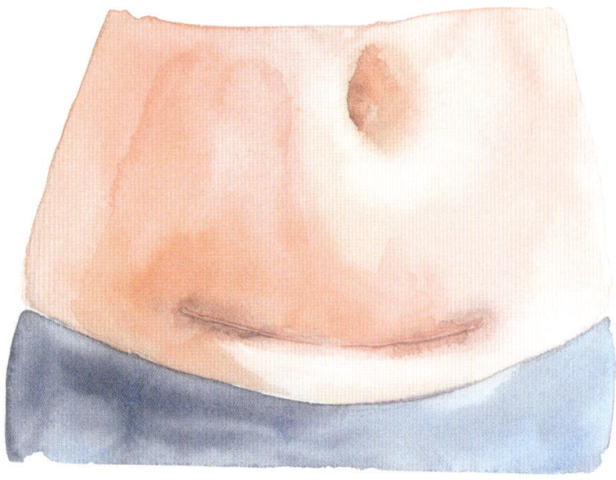

werden merken, dass etwas passiert, aber keine Schmerzen spüren. Es fühlt sich ein wenig an, als wäre Ihr Unterleib wie eingeschlafen«, war ein Satz, den ich immer mit auf dem Weg gegeben habe, weil man als Frau sonst erschrickt, dass man spürt, dass etwas passiert. Gerade die »sanfte Technik« ist durch das Dehnen und Ziehen etwas holprig für die Schwangere.

Ich finde es extrem hilfreich für dich, dass du, falls es dazu kommen sollte, auch die verschiedenen Einteilungen der Dringlichkeit eines Kaiserschnitts kennst. Ich habe es schon erwähnt. Ein Kaiserschnitt im Verlauf einer vaginalen Geburt aus medizinischem Grund ist nicht gleichzeitig ein Notkaiserschnitt. Ganz im Gegenteil. Eine sekundäre Sectio verhindert oft den absoluten und vitalen Notfall. Vielleicht hilft dieses Wissen dem ein oder anderen Paar den notwendigen Kaiserschnitt als das zu sehen, was er oft ist: ein Plan B.

Indikationen

Wer entscheidet nun wann, ob und welche Art von Kaiserschnitt notwendig ist? Es gibt offizielle, auf wissenschaftlichen Erkenntnissen basierende Richtlinien, die die medizinischen Gründe für einen Kaiserschnitt festlegen. Wie diese jedoch im Einzelnen ausgelegt werden, kann jede Klinik und jede Ärztin für sich selbst festlegen. Ausgenommen von schwerwiegenden Komplikationen und Krankheitsbildern, die einen Kaiserschnitt unumgängliche machen, klingt dieser Ansatz vielleicht ein bisschen willkürlich. Man darf aber nicht vergessen, dass viele weiter Aspekte mit einbezogen werden müssen.

Wissen schafft Vertrauen

Kaiserschnitt

Primäre Sectio Schnittentbindung vor Einsetzen muttermundwirksamer Wehen und bei noch geschlossener Fruchtblase. Zur primären Sectio zählen die elektive und die geplante Sectio. Bei der elektiven Sectio, also dem sogenannten »Wunschkaiserschnitt« wird der für Mutter und ärztliches Personal optimale Entbindungstermin ausgewählt. Bei der geplanten Sectio wird der Entbindungszeitpunkt festgelegt, wenn eine medizinische Notwendigkeit zum Kaiserschnitt besteht. Das kann zum Beispiel bei einer Schwangerschaftserkrankung der Fall sein.

Sekundäre Sectio Schnittentbindung nach Einsetzen muttermundwirksamer Wehen oder nach Blasensprung. Dieser Kaiserschnitt wird durchgeführt, falls ein Geburtsfortschritt nach mehreren Stunden ausbleibt, es mütterliche Komplikationen gibt oder die kindlichen Vitalparameter wie Herzfrequenz oder Blutwerte kritisch werden. Es besteht keine medizinische Notwendigkeit für übermäßige Eile.

Eilige Sectio Die eilige Sectio beschreibt einen umgehenden Kaiserschnitt mit einer regelhaften Desinfektion und einer geregelten Aufklärung durch die Anästhesie. Hier ist Eile geboten, da das Leben von Mutter und/oder Kind vital gefährdet ist. Das Zeitintervall zwischen Entscheidung und Entbindung, die sogenannte E-E-Zeit, sollte unter 30 Minuten liegen.

Notfallsectio Ist ein absoluter Notfall und bedeutet sofortige Sectio ohne übliche OP-Vorbereitung. Die Geburtshelfer drücken einen Notfallknopf, der das unentbehrliche Personal bestehend aus mindestens zwei Frauenärztinnen, mindestens einer Hebamme, einem Narkosearzt, mindestens einer Kinderärztin mit Pflegekraft und zwei OP-Pflegekräften alarmiert. Mindestens acht Menschen sind bei einem Kaiserschnitt involviert. Das wird oft vergessen. Diese Menschen lassen augenblicklich alles stehen und liegen und rennen zum Notfall. Die E-E-Zeit sollte hier unter 20 Minuten liegen und liegt in einer maximalversorgenden Klinik, in der ich auch gearbeitet habe, in der Regel bei 5 bis 6 Minuten. Für Außenstehende ist dieses Szenario erschreckend, hektisch und unübersichtlich. Intern spult jede Fachkraft einstudierte und perfektionierte Abläufe ab, um das Leben von Mutter und/oder Kind zu retten.

Wie ist das medizinische Setting in einer Klinik, wie ist die Expertise (zum Beispiel bieten nicht alle Kliniken vaginale Beckenendlagen- oder Zwillingsgeburten an), welche Ressourcen haben wir für das Kind im Notfall (ist überhaupt eine Kinderklinik im Haus?) und viele weitere Überlegungen müssen in die Entscheidungsfindung mit einbezogen werden. Oft hört man den Vorwurf von wirtschaftlichen Interessen. Ein Kaiserschnitt würde einer Klinik mehr Geld bringen. Ich möchte noch mal daran erinnern, wie viel Personal für einen Kaiserschnitt bezahlt werden muss, wie viele Instrumente benutzt und wieder gekauft werden müssen oder wie viele Medikamente notwendig sind. Eine Minute eines leeren und in Bereitschaft stehenden OPs kostet ungefähr 100 Euro. Der Aufenthalt einer Mutter nach einem Kaiserschnitt dauert doppelt so lang wie nach einer vaginalen Geburt. Diese Rechnung geht immer weiter, sodass man festhalten kann: Einen wirtschaftlichen Vorteil hat ein Kaiserschnitt sicher nicht. Allen voran steht das gesundheitliche Wohl der Mutter und des Kindes. Das ist, was bei allen Überlegungen an erster Stelle stehen sollte.

Die Operateure übergeben dein Baby nach der Geburt der bereitstehenden Hebamme und entfernen anschließend noch den Mutterkuchen und vernähen dich. Bis zur Geburt des Kindes vergehen wenige Minuten. Das Vernähen dauert teilweise zwanzig bis dreißig Minuten, denn es ist äußerste Sorgfalt geboten. Vielleicht soll in dieser Gebärmutter ja noch mal ein Baby heranreifen und einer Geburt standhalten. Auch hier wird viel Wert auf bonding gelegt. Die erste Vorsorgeuntersuchung des Kindes muss zwar auch hier nach der Geburt erfolgen, aber den Rest der Zeit kannst du dein Baby kennenlernen und auf deiner Haut halten. Nachdem die OP fertig ist wirst du noch von den Narkoseärzten eine gewisse Zeit überwacht und kommst dann zurück in den Kreißsaal, bis es anschließend auf die Station geht.

Vorteile und Nachteile des Kaiserschnittes

Ich finde es immer schwierig über Vor- und Nachteile des einen oder anderen Geburtsmodus zu berichten, da es auch oft eine persönliche und ganz individuelle Einstellung für oder wider einen Geburtsmodus ist. In der Medizin behilft man sich in solchen Fällen mit kalten und neutralen Fakten der Wissenschaft, die eine emotionale und persönliche Komponente ausklammern und dadurch einen objektiven Überblick geben können.

Vorteile

Der Kaiserschnitt ist heutzutage ein sichererer Geburtsmodus. Außerdem gibt es bei komplikationslosem Verlauf weniger Geburtstraumen für das Kind.

Ein weiterer Vorteil ist gerade bei einer primären Sectio die terminliche Planbarkeit der Geburt. Wissenschaftlich erwiesen ist, dass der weibliche Beckenboden bei einer Kaiserschnittgeburt mehr geschont wird als bei vaginaler Geburt.

Nachteile

Bei den Nachteilen spielen kindliche, mütterliche und postoperative Faktoren eine Rolle. Kindliche Nachteile sind zum Beispiel häufiger vorkommende Regulationsstörungen (Atemnotsyndrom). Stell dir vor, du bist entspannt im Tiefschlaf unter einer warmen Decke und auf einmal zieht jemand die Decke weg und holt dich plötzlich aus deinem Bett in die kalte und helle Wirklichkeit. Selbst erwachsene Menschen brauchen hier länger, um sich anzupassen und zurechtzufinden. Wissenschaftlich diskutiert werden auch einige Langzeitfolgen bei den Kindern: Möglicherweise höhere Inzidenz für Allergien, Übergewicht und Asthma bronchiale sind einige der Nachteile, die man in den letzten Jahren beobachten konnte.

Mütterliche Nachteile sind vor allem der Operation geschuldet. Es besteht ein drei- bis zehnfach erhöhtes Risiko für mütterliche Komplikationen im Vergleich zur Spontangeburt. Nicht nur die operativen Risiken, sondern auch eine erhöhte Rate an Wundinfektionen können auftreten. Oft vergessen werden die möglichen Komplikationen bei Folgeschwangerschaften nach einem Kaiserschnitt. Eine Kaiserschnittnarbe ist nicht nur äußerlich, sondern auch von außen unsichtbar an der Gebärmutter zurückgeblieben. Dieses Gewebe ist anders aufgebaut als normale Gebärmutterschleimhaut. Die Einnistung eines Embryos kann an dieser Stelle daher Komplikationen nach sich ziehen. Die möglichen Folgen reichen von Fehlgeburten über Plazentastörungen bis zur gefürchteten Uterusruptur, also dem Reißen der Gebärmutter. Diese Risiken sind allesamt zwar als gering anzusehen, trotzdem sollte man darüber Bescheid wissen, wenn es um das Thema Schnittentbindung geht.

Lasst mich zum Abschluss noch ein paar persönliche Worte sagen. »Für mich stand fest, dass ich mein Kind vaginal zur Welt bringe. Ein Kaiserschnitt war nie eine Option. Ich habe nicht mal darüber nachgedacht, dass es so kommen könnte. Jetzt fühle ich mich, als hätte ich versagt.« Ein Satz, den ich oft höre. »Ich habe mich bewusst für einen geplanten Kaiserschnitt entschieden. Ich hatte Gründe, aber es sind meine Gründe. Jetzt muss ich mich vor anderen rechtfertigen, wie ich nur so etwas machen konnte.« Auch ein Satz, den ich oft höre.

Es gibt nicht nur in den sozialen Medien einen Begriff namens »Geburtenbashing«. Es geht nicht darum, wer die heftigsten Wehen, die schlimmsten Schmerzen und den kompliziertesten Verlauf hatte. Der Kaiserschnitt ist ein Plan B. Ohne moderne Medizin wäre er mit dem Leben kaum vereinbar oder überhaupt möglich. Für einige ist Plan B undenkbar, unvorstellbar und nicht natürlich. Für andere ist es eine Möglichkeit oder die Lösung und Erlösung. Manchmal rettet Plan B auch Leben.

Die Empfindung nach einem Kaiserschnitt ist individuell und abhängig von der persönlichen Grundeinstellung. Man kann die Enttäuschung verstehen, wenn Frau über Stunden kämpft, Schmerzen erträgt, alles richtig machen möchte und ihr die Geburt schließlich »abgenommen wird«. Aber du darfst nie vergessen, dass du alles gegeben, gekämpft und versucht hast. Über Stunden. Es ist nicht dein Fehler und es ist okay.

Ein Notkaiserschnitt ist verstörend und traumatisierend. Noch Jahre später. Etwas, das man keinem Paar wünscht. Die Bewältigung dauert oft lange. Ein Geburtserlebnis zum Vergessen, ohne es vergessen zu können. Klar ist man dankbar und das Was-wäre-wenn soll trösten. Trotzdem bleibt die Wunde tief.

Der Wunschkaiserschnitt ist eine bewusste Entscheidung für eine große OP. Welche Gründe eine Frau dazu bewegen, ist Sache der Schwangeren und der begleitenden Geburtshelfer. Die Entscheidung gehört besprochen und aufgeklärt. Eine Beurteilung von außen, ohne die Gründe zu kennen, steht meiner Meinung nach niemandem zu. Eines darf man bei all den Diskussionen und Gegenüberstellungen der beiden Geburtsmodi nicht aus den Augen verlieren: Der Kaiserschnitt hat unter anderem dazu beigetragen, die Sterblichkeit von Müttern und Kindern bei der Geburt drastisch zu senken.

Welchen Weg man auch gehen musste und aus welchen Gründen auch immer die Entscheidung für den Kaiserschnitt erfolgt ist: Wichtig ist einzig und allein das Ziel, dass du dein Kind in den Armen halten kannst. Alle Frauen haben eines gemeinsam: Sie tragen nun eine Narbe. Diese Narbe ist kein Stigma, sondern ein Symbol. Dieses Symbol ist nun ein Teil von dir. Trag es, aber trag es mit Stolz!

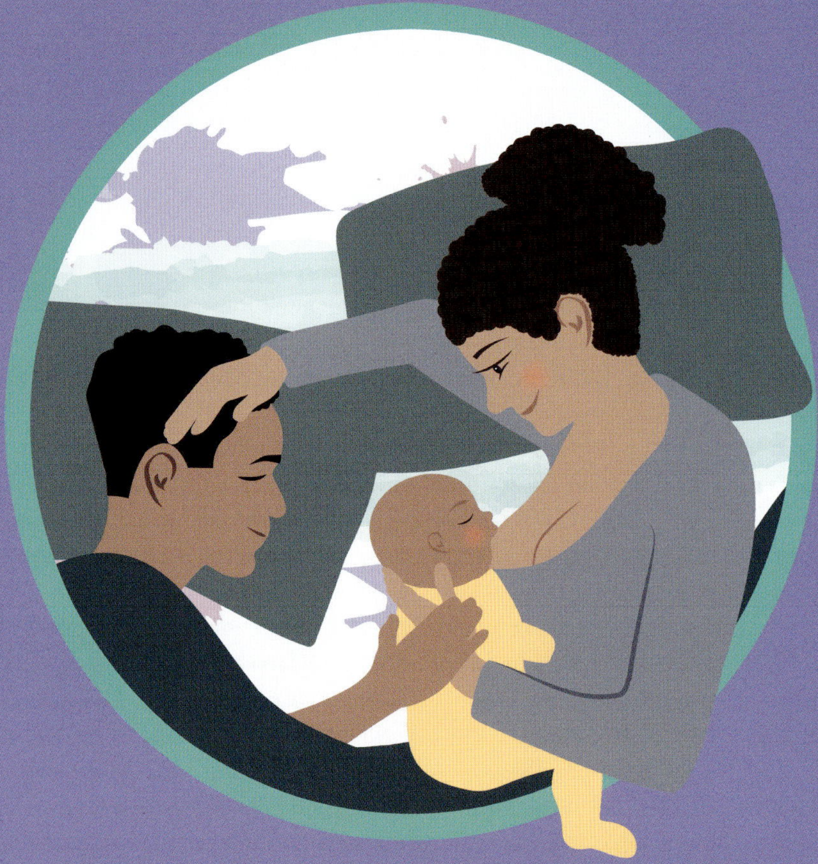

4

WOCHENBETT

Der weibliche Körper vollbringt nach Schwangerschaft und Geburt Unglaubliches. Was viele Monate brauchte, um aufgebaut zu werden, wird nun in wenigen Wochen zurückgebildet.

WO IST MEIN HORMONCOCKTAIL?

»Neun Monate haben sie mich begleitet und durchflutet. Neun Monate durfte ich mich an sie gewöhnen. Gewöhnt habe ich mich auch an rosige Haut, volles Haar und neue Geschmackserlebnisse. Nie war Apfelsaft so vollmundig. Selbst meine emotionale Kernschmelze bei der Tierdokumentation über das Liebesleben der Waldameisen vermisse ich. Nie war ich so nah am Wasser gebaut. Auch mein Partner versteht die Welt nicht mehr. War er damals schon leicht irritiert aufgrund meiner Verhaltensweisen, so ist er jetzt geradezu verwirrt.«

**»Sie fehlen mir.
Meine Schwangerschaftshormone.«**

Wenn aus der einst starken, gefestigten und erwachsenen Frau binnen weniger Wochen nach der Entbindung ein aufbrausendes, verzweifeltes nervliches Wrack wird, das in wenigen Minuten von völliger Euphorie zu vollkommener Niedergeschlagenheit wechselt, dann werden oft die Hormone als Übeltäter an den Pranger gestellt. Doch haben Hormone einen solchen Einfluss auf unsere Konstitution?

Schwanger oder nicht: der weibliche Körper mischt Zyklus für Zyklus einen Hormoncocktail zusammen. Wie bei jedem guten Cocktail kommt es hier auch sehr auf die Zusammensetzung an. Barkeeper gibt es viele: Gehirn, Eierstöcke, Nebenniere, Schilddrüse und Fettgewebe. Sie alle steuern ihren Teil dazu bei. Zwei Zentiliter Östrogen, ein Zentiliter Progesteron, abgeschmeckt mit einer Messerspitze Androgenen. Serviert wird pünktlich zur Zyklus-Happy-Hour, die Auswirkungen auf Körper und Geist der Frau können enorm sein, was wir kurz beleuchten wollen.

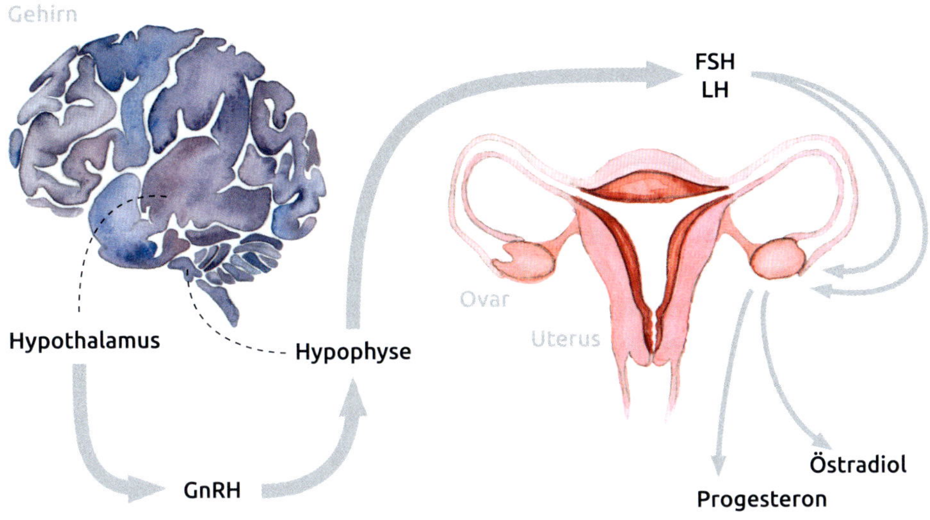

Beginnen wir im Hypothalamus (griechisch für »untere Kammer«), einer Struktur im Zwischenhirn (vgl. Abbildung oben). Das Kämmerlein setzt GnRH (Gonadotropin-Releasing-Hormon) frei. Dies ist der Ausgangsstoff für alle weiteren Sexualhormone. GnRH ist quasi der erste Dominostein in einer Kaskade. Der Hypothalamus setzt dieses unaussprechliche Hormon schubweise alle 60 bis 120 Minuten frei, das dann über die Blutbahn im Körper verteilt wird und auch zu den anderen hormonbildenden Strukturen gelangt.

Das nächste Zahnrad in diesem Komplex ist die Hypophyse, genau genommen die Adenohypophyse (griechisch »unterer Anhang«), die anatomisch in der Nachbarschaft des Hypothalamus liegt und seinem Namen alle Ehre macht. Ein Anhängsel, das mit bloßem Auge kaum auszumachen ist. Dieses Anhängsel fühlt sich nun ebenfalls genötigt, selbst Hormone freizusetzen. LH (Luteinisierendes Hormon) und FSH (Follikelstimulierendes Hormon) nehmen anschließend Kurs auf die Eierstöcke und führen dort endlich zur Freisetzung von Hormonen, von denen jeder zumindest schon einmal gehört hat: Östrogen,

Progesteron, Testosteron und einige mehr greifen nun ineinander und setzen letztlich ein wahres Meisterwerk an Komplexität in Gang: den weiblichen Zyklus.

Das war der einfache Part. Denn diese Abläufe und Hormone – und das ist das Faszinierende am weiblichen Körper – funktionieren im nicht schwangeren Zustand Monat für Monat über viele Jahrzehnte. Alles beginnt gefühlt von einem Moment auf den anderen in der Pubertät und endet meist unter Vorankündigung, schleichend und oft schwitzend in der Menopause, den Wechseljahren.

Hormone. Wir können sie nicht sehen, riechen, fassen oder schmecken. Und was der Mensch mit seinen Sinnen nicht erfassen kann, das unterschätzt und ignoriert er oft.

Aber welchen Einfluss diese Hormone auf den Körper haben können, kennen wir alle. Schweißflecken unter den Armen vor dem ersten Besuch bei den Schwiegereltern, feuchte Hände und ständiges Auf-die-Toilette-müssen vor einer Prüfung. Wie sieht es nach einer Achterbahnfahrt aus? Albernes Gackern und das Gefühl, man könne Bäume ausreißen.

All diese Veränderungen im Körper werden verursacht durch ein einziges Hormon: Adrenalin. Und damit ist die eine Frage definitiv beantwortet: Ja. Hormone beeinflussen unseren gesamten Körper. Psychisch und physisch.

Jetzt stellen wir uns einfach mal vor, ein weiblicher Körper ist fast 30 Jahre einer bestimmten Zusammensetzung an Hormonen ausgesetzt. Verschmelzen dann Eizelle und Spermium, führt dies zu einer kompletten Neuorganisation, die den ganzen Organismus in einem vollkommen neuen Takt schlagen lässt. Bevor das Leben von Mama und Papa gänzlich durcheinandergeworfen wird, wird erst mal das Leben der Hormone gründlich auf den Kopf gestellt. Alles ist plötzlich anders. Barkeeper Gehirn wird maßlos und schenkt ungehemmt aus. Die Eierstöcke glühen und lassen auch mal fünf gerade sein. Nebenbei entsteht fast unbemerkt noch ein völlig neues Organ, das ebenfalls ursächlich aus der Verschmelzung von Spermium und Eizelle hervorgeht: Die Plazenta, auch als Mutterkuchen bekannt, Versorgungsstation für das Ungeborene im Bauch.

Die Planzenta: Eine Hormonfabrik

Die Plazenta entsteht wiederum aus zwei Komponenten, die jedoch untrennbar miteinander verwoben sind. Den einen Teil steuert die Mutter bei. Der andere Teil wird von einem neuen, genetisch abweichenden Individuum gebildet. Dem Embryo.

Und für die Versorgung eines Embryos zwackt sich dieses Organ nicht nur mal eben 500 bis 750 Milliliter mütterliches Blut pro Minute ab, was übrigens 10 bis 15 Prozent des mütterlichen Herzzeitvolumens entspricht. Sondern sie widmet sich auch noch einer ganz anderen Nebentätigkeit: der Hormonbildung.

Zu den wichtigsten Hormonen zählen hCG (humanes Choriongonadotropin), hPL (humanes Plazentalactogen), CRH (Corticotropin-Releasing-Hormon), Östrogen und Progesteron. Mit diesem Wissen kann man bei Scrabble also von jetzt an glänzen, aber welche Funktion haben diese Hormone eigentlich? Erhaltung der Schwangerschaft, Anpassung des mütterlichen Organismus an die Schwangerschaft, Regulation der Gebärmutterdurchblutung, Förderung von Entwicklung und Wachstum des Kindes und sogar die Einleitung der Geburt sind ein paar Beispiele.

Die Plazenta ist im Grunde eine körpereigene Raffinerie für Hormone. Sich so etwas zu leisten, kostet natürlich Energie. Aber freundlicherweise stellt Mama diese Energie kostenlos zur Verfügung. Das macht müde. Müde, erschöpft und eingeschränkt. Das ist die Kehrseite der Medaille. Auf der anderen Seite macht dieser Cocktail aber auch glücklich, genügsam, euphorisch. Und ganz nebenbei wunderschön: Schwangere Frauen freuen sich meist über eine rosige, glatte Haut, strotzen vor Selbstbewusstsein und haben weibliche Kurven, um die sie so manch barocke Dame beneidet hätte.

Hormonchaos nach der Geburt

40 Wochen gewöhnt sich der Körper an diesen Zustand, findet sich ab, stellt sich darauf ein. Der Bauch wächst, die Hormone strömen. Die Hormone arbeiten. Die Rezeptoren sind beladen und gesättigt. Tag für Tag und Woche für Woche. Und innerhalb weniger Augenblicke ist alles anders. Mal wieder. Alles auf null. Die Hormonraffinerie

ist Vergangenheit, Eierstöcke und Gehirn bleiben verwirrt zurück, genau wie der Rest des Körpers. Neue Hormone melden sich zum Dienst. Prolaktin und Oxytocin kurbeln die Milchproduktion jetzt richtig an und schaffen in kürzester Zeit die wohl engste menschenmögliche Bindung zwischen der frisch gebackenen Mutter und dem schreienden, nackten Würmchen auf ihrem Bauch. Die Glückshormone Endorphin, Dopamin und Adrenalin gewinnen anfangs die Oberhand, mixen ihre Cocktails im Akkord, bekommen schließlich ein Burn-out und treten etwas kürzer. Melatonin, das Schlafhormon, meldet Vernachlässigung an und verdüstert nicht nur die Augenringe, sondern auch die Stimmung.

Zu den körperlichen Veränderungen, die diese hormonelle Umstellung mit sich bringt, kommen auch psychische Veränderungen. Zum einen bedingt durch die Hormone selbst, aber natürlich auch bedingt durch die neuen Lebensumstände. Mütter sehen sich einer ganz neuen Herausforderung gegenüber: Verantwortung für ein neues Leben zu übernehmen. Sich selbst und den Partner darüber nicht zu vergessen. Allen gerecht werden zu wollen, es aber nicht zu können. Wenn also aus der einst gefestigten und starken Frau ein aufbrausendes, verzweifeltes Wrack geworden ist, dann tatsächlich aus gutem Grund und mit Fug und Recht.

Du darfst weinen und schreien, du darfst dich vergraben! Erlaubt man sich, für Momente schwach zu sein, geht man gestärkter aus ihnen hervor.

Dem Mann rate ich zu Verständnis, Rücksichtnahme, Unterstützung ohne falsche Zurückhaltung oder Scheu und dazu, das Gespräch mit der Liebsten zu suchen, um die Kurve zu kriegen.

Machen wir uns nichts vor: Hormone können nerven. Die Nerven können strapaziert sein. Die Strapaze kann zur Last werden. Aber einig sind wir uns doch alle: Diese Last schultern wir gern. Gemeinsam, füreinander und für das nackte Würmchen vor uns.

Östrogene

Sie sind die Stars im Team Hormone und dementsprechend ist der Name vielen ein Begriff. Östrogene sind die wichtigsten weiblichen Sexualhormone. Wie wir schon gelernt haben, werden sie zum Großteil in den Eierstöcken (weniger zum Beispiel auch in Nebennierenrinde und Fettgewebe) gebildet und zyklusabhängig ausgeschüttet.

Östrogen ist ein Oberbegriff. Ähnlich wie Hund gleichermaßen auf Dogge und Dackel zutrifft. Es gibt auch unter den Hormonen verschiedene Arten, wenn man so will. Die wichtigsten körpereigenen Östrogene sind Östradiol (E2), Östron (E1) und Östriol (E3), wobei E2 das wirksamste Östrogen im menschlichen Körper ist.

Östrogen ist für die Ausprägung und Funktionsfähigkeit der Geschlechtsorgane essenziell. Auch in der männlichen Blutbahn zirkuliert nicht wenig Östrogen und erfüllt dabei wichtige Aufgaben. Bei der Frau steuert es vor allem den zyklischen Aufbau der Gebärmutterschleimhaut und verdünnt den Pfropf im Gebärmutterhals, sodass die Spermien besser aufsteigen können.

Östrogene sind aber nicht nur für den Bereich zwischen Bauchnabel und Oberschenkel zuständig. Sie sind echte Allrounder und wirken an einer Vielzahl von Organsystemen. Ohne sie würden beispielsweise die Knochen weich werden. Das Gefäßsystem sähe ohne den schützenden Effekt der Östrogene schnell alt aus (positive Auswirkung auf Fettstoffwechsel und Blutdruck). Sie steigern die Gerinnungsaktivität unseres Blutes. Als Steroidhormon wirken sie anabol, also kräftigend, und kurbeln fleißig die Proteinbiosynthese an.

Popeye hätte statt Spinat lieber Östrogene essen sollen.

Leber, Niere, Herz, all diese Organe stehen unter dem Einfluss dieser wichtigen Hormongruppe. Medizinisch nutzt man Östrogene vor allem in der Familienplanung. Als Anti-Baby-Pille sind sie berühmt geworden, aber auch bei Hormondefiziten sind sie einsetzbar.

PSYCHISCHE VERÄNDERUNGEN

»Die schönste Zeit im Leben. So entschleunigt. So spannend.« Ja. Nein. Oder doch Jein. Wenn man den Beschreibungen aus Freundes- und Familienkreis Glauben schenkt, handelt es sich beim Wochenbett um einen All-inclusive-Premiumurlaub auf den Malediven. Zugegeben, der frisch gebackene Papa schwitzt vielleicht ähnlich viel und die Mutter ist mindestens genauso oft oben-ohne wie im Strandurlaub, aber von Entschleunigung kann nun wirklich keine Rede sein. Neues Leben bedeutet auch neue Aufgaben. Und neue Aufgaben bedeuten nie dagewesene Probleme, Unsicherheiten und Sorgen. Diese mentale Kernschmelze trifft auf schlaflose Nächte, Hormonabfall und einen schmerzenden Körper. So wunderschön und einzigartig die erste Zeit der Gemeinsamkeit und des Kennenlernens ist – es ist völlig in Ordnung, zwischendurch angestrengt und genervt zu sein und auch mal alles doof zu finden.

Wir haben bereits über die hormonelle Umstellung gesprochen, jetzt müssen wir auch über deine Befindlichkeit und deine Bedürfnisse sprechen. Nicht nur das Kind hat Bedürfnisse. Nicht nur der Partner hat Bedürfnisse. Auch du als Person hast Bedürfnisse. Nicht die Bedürfnisse einer Mutter oder die einer Partnerin, sondern deine ganz eigenen Bedürfnisse als Mensch. Als du selbst. Diese Bedürfnisse kommen anfangs vielleicht zu kurz. Vielleicht fühlst du dich sogar fremdbestimmt oder gar benutzt. Das ist normal!

Was ist mit dem Selbstwertgefühl? Während der Schwangerschaft akzeptiert man den runden Bauch und die weiblichen Kurven, man akzeptiert auch die Wassereinlagerungen und die anderen körperlichen Veränderungen. Sie machen stolz. Es wird ja nach der Geburt alles so, wie es vorher war. So viel zur trügerischen Hoffnung. Die schonungslose Wahrheit ist, dass der Bauch samt Dehnungsstreifen geblieben, überschüssige Haut hinzugekommen und das Becken nun zu breit für die ehemalige Lieblingsjeans ist. Das trifft das weibliche Ego hart. Und sowieso: Der morgendliche Blick in den Spiegel ist das komplette Gegenteil von der netten Dame in der Fernsehwerbung. Diese vor Energie strotzende Mutter, die ihrem genügsamen Baby im Morgenrot des Sonnenaufgangs die leere Windel wechselt, ihrem blendend aussehendem Mann noch einen Kuss auf die Wange haucht und mit einem dritten Arm nebenbei das Frühstück zubereitet. Das Gegenteil ist der Fall: Augenringe, fahle Haut, schmerzende Narben und eine ausgelaufene Windel gehören zur Routine und gäben natürlich kein verkaufsförderndes Bild ab. Das nagt, das nervt auch mal. Und auch das ist glücklicherweise normal!

Du hast dich verändert, weil dein Leben sich geändert hat. Dies zu akzeptieren und darüber zu sprechen, ist wichtig.

Das Wochenbett kann eine magische und einzigartige Zeit in eurem Leben sein. Oder auch nicht. Jedes Paar ist anders, die Lebensumstände sind anders, der soziale Background unterscheidet sich … Und vor allem ist euer Kind nicht das Kind anderer. Es hat eigene Bedürfnisse, einen eigenen Charakter und Willen. Ein Paar mit einem hochsensiblen Kind mit vielen Schreiphasen in den ersten Lebensmonaten erlebt ein anderes Wochenbett als eine Familie mit einem genügsamen und viel schlafenden Neugeborenen. Das Wochenbett ist individuell. Und man darf es auch anstrengend finden.

Plötzlich Verantwortung

Ungefähr 267 Tage wächst dein Kind seit dem schönen Moment der Vereinigung in dir heran. Und damit wächst auch die Verantwortung. Erst unmerklich, dann offensichtlich. Schleichend aber stetig macht sich der Gedanke in dir breit, bald verantwortlich für ein neues, ein anderes Menschenleben zu sein. Auch wenn dir dieser Gedanke immer mal wieder kommt, der Moment, wenn euer Kind auf der Welt ist und das erste Mal auf deiner Brust liegt und vergeblich die Warze sucht, sein Köpfchen fast unter der Decke verschwindet, die kleine Nase sich an die Brust drückt, die Füße aus der Decke gucken oder die Händchen kalt sind, lässt dir und euch bewusst werden, welch wundervolle Bürde dieses Kind auch bedeuten kann. Ihr seid jetzt verantwortlich. Dafür, das Kind bestmöglich zu ernähren, zu umsorgen, ihm Liebe zu schenken und es nach bestem Wissen und Gewissen beim Größerwerden zu begleiten.

Vor allem für den Vater ist dieser Moment, und mehr noch die erste gemeinsame Nacht mit Kind, ein wahrer Schockmoment. Klar, die Frau war schwanger. Klar, das Baby bleibt nicht immer im Bauch. Aber wenn Männer ganz ehrlich sind, müssen sie sich eingestehen, dass sie zwischendurch auch einfach vergessen haben, dass die Liebste schwanger ist. Beim Sport, bei der Arbeit, mit Freunden. Die Kindsbewegungen hat man zwar beim Handauflegen gespürt – aber doch nicht stundenlang und vor allem haben sie einen nachts nicht wachgehalten! Und jetzt liegt dieses unschuldige Wesen zwischen euch. Schutz- und hilfebedürftig.

Auf diese Verantwortung kann man sich nicht ernsthaft vorbereiten. Sie kommt zwar angekündigt, aber wiegt vielleicht doch schwerer als zuvor vermutet. Sie kann auch Angst und Sorgen bereiten und das ist völlig in Ordnung. Es geht beinahe allen frisch gewordenen Eltern so. Es ist ab sofort und für lange Zeit sehr wichtig, dass ihr mit jemandem darüber sprecht und gemeinsam überlegt, wie ihr ein wenig Entlastung bekommen, wie ihr euch gegenseitig unterstützen könnt. Das gilt besonders, wenn die Mutter das Kind ohne die Hilfe des Vaters versorgen muss. Familie, Freunde, Nachbarn, jeder in eurem vertrauensvollen Umfeld kann Ansprechpartner und Unterstützung in deiner oder eurer neuen Situation sein. Man wächst mit seinen Aufgaben. Eine Lebensweisheit, die sich rückblickend immer wieder bewahrheitet, auch wenn sie in der Akutsituation nicht wirklich hilfreich erscheint. Doch der Ausblick, es schaffen und meistern zu können, wenn man nur sein Bestes gibt, tröstet ungemein. Das Verantwortungsgefühl kommt zwar angekündigt, aber nicht selten mit überfordernder Plötzlichkeit. Der Trick besteht darin, die Verantwortung für sich anzunehmen und zu akzeptieren.

Wissen schafft Vertrauen

Seelische Krisen nach der Geburt

Neben der normalen Belastung, die mit all den Veränderungen nach der Geburt und der Ankunft eines neuen Familienmitglieds einhergeht, gibt es auch psychische Erkrankungen, von denen ihr wenigstens gehört haben solltet, da sie immer wieder verwechselt werden. Babyblues und Wochenbettdepressionen sind nicht dasselbe.

Babyblues Viele Frauen erleben in den ersten Tagen nach der Geburt den sogenannten Babyblues, bei dem es zu Stimmungsschwankungen und heftigem Weinen kommt. Sie fühlen sich freudlos und labil, sind leicht reizbar und werden zu allem Überfluss von Schuldgefühlen geplagt, da sie ja eigentlich vollkommen glücklich sein müssten. Na, wer findet sich wieder? Der Babyblues kommt häufiger vor, 50 bis 80 Prozent aller Mütter sind betroffen, vergeht dafür aber auch innerhalb von zwei Wochen. Er beginnt meist zwischen dem dritten und fünften Tag nach der Geburt und ist oft bedingt durch die schon erwähnten neuen Lebensumstände in Kombination mit den körperlichen Veränderungen. Für dich sind diese paar Sätze bereits Gold wert, denn du kennst dieses Phänomen jetzt. Familie, Partner und Freunde sollten während dieser Phase Empathie zeigen und Unterstützung anbieten.

Wochenbettdepression Die Wochenbettdepression wird oftmals erst spät diagnostiziert, da die Symptome meist nach der Entlassung aus dem Krankenhaus auftreten und viele Frauen sich zunächst nicht trauen, darüber zu sprechen. Typisch für die postpartale Depression sind Schuldgefühle, Ängste und Insuffizienzgefühle, also Gefühle von Nichtgenügen und Überforderung in Bezug auf die eigenen Fähigkeiten als Mutter. Dazu kommen Zwangsgedanken, ein Gefühl der Leere und Gefühllosigkeit gegenüber dem Kind und oft auch Stillprobleme. Laut Definition ist sie eine depressive Episode mit Beginn innerhalb der ersten vier Wochen nach der Geburt. Bis zu welchem Zeitraum nach einer Geburt eine Depression noch als postpartale Depression bezeichnet werden sollte, ist umstritten. Wichtig für dich zu wissen ist, dass ein Anhalten dieser Gefühle über vier Wochen definitiv bei Hebamme oder Frauenärztin angesprochen werden sollte. Eine frühzeitige Hilfesuche und professionelle Hilfestellung können den Verlauf erheblich zu deinen Gunsten beeinflussen. Übrigens: Auch Väter können an einer postpartalen Depression erkranken.

Ein wesentlicher Punkt, um einer depressiven Verstimmung sowohl bei der frischgebackenen Mutter als auch beim Vater vorzubeugen, besteht darin, die Kommunikation und den Austausch untereinander oder mit einer Vertrauensperson (wieder)herzustellen. Sprecht über eure Gefühle, eure Frustration, eure Freudlosigkeit. Nicht selten stürzen einen die Ereignisse der Geburt in eine Neutralität der Gefühle, die aber nicht zwangsläufig falsch sein muss, sondern einfach der mentalen und körperlichen Anstrengung geschuldet ist. Mein ganz persönlicher Tipp an euch für die Zeit nach der Geburt: Tauscht euch aus, artikuliert euer Gefühlsleben mit eurer Vertrauensperson und holt euch professionellen Rat, wenn ihr das Gefühl habt, in einem Hamsterrad festzustecken.

WEM GEHÖREN MEINE BRÜSTE?

Was für eine Frage: Dein Körper gehört nur dir selbst und niemandem sonst! So viel zur rationalen Feststellung eines Mannes. Nun bin ich aber auch lange genug Gynäkologe und Ehemann, um zu wissen, dass die Grenzen zwischen »mein Körper« und »mein Kind« im Wochenbett schnell verschwimmen und verblassen. Man kommt als Mutter vielleicht an den Punkt, an dem man sich fremdbestimmt und benutzt fühlt. Man wird vielleicht das Gefühl nicht los, dass ungewollt mehr von einem genommen wird, als man überhaupt geben möchte und geben kann.

»Ich fühle mich wie eine Kuh« ist ein Gedanke, der sicher nicht nur meine Frau zu Beginn der Stillzeit öfter am Tag umtrieb. Streng genommen wurde dein Körper bereits viele Monate fremdbestimmt und genutzt, nur das jetzt der Zeitpunkt gekommen ist, in dem dir dieser Altruismus täglich bewusst gemacht wird. Viele Frauen sind grundlegend motiviert zu stillen, werden aber von der mentalen und körperlichen Belastung in den ersten Wochen nach der Geburt überrumpelt. Anlegen im Minutentakt, wunde Brustwarzen, das Gefühl, man bilde zu wenig Milch, und die Unsicherheit, ob es normal ist, dass das Kind die Brustwarze nicht richtig findet und in den Mund nimmt.

Auch einige Väter sehen nach monatelanger sexueller Zurückhaltung mit der Geburt des Kindes eine Art Ziellinie erreicht. Die verheißungsvollen Kurven und die prallen Brüste lassen sie wieder auf mehr Intimität hoffen. Aber so schnell geht es meistens nicht. Auch jetzt ist Geduld gefragt.

Finger weg, liebe Männer! Auch wenn die Brüste für viele Frauen eine erogene Zone sind, so gilt dies wahrscheinlich nicht während der Stillzeit.

Das Gegenteil ist oft der Fall. Angucken, aber nicht anfassen lautet die Devise. Momentan haben die Brüste der Frau weniger einen sexuellen und intimen Zweck als eher den praktischen Nutzen, euer Kind bestmöglich zu ernähren.

Die Identifikation mit dem eigenen Körper ist für manche Frauen jetzt schwerer als zuvor. »Wem gehören eigentlich meine Brüste? Dem Kind, dem Partner oder mir?« Wenn du dir diese Frage auch stellst, dann versuche nicht in Zugehörigkeiten oder Besitzverhältnissen zu denken. Es ist und bleibt dein Körper. Doch als Frau und Mutter lässt du dein Kind eine gewisse Zeit deines Lebens an deinem Körper teilhaben und ihn auch nutzen. Die Monate der Schwangerschaft hast du dein Blut, deine Nährstoffe, dein Immunsystem und vieles mehr geteilt. Nun teilst du deine Brüste und die Wärme deines Körpers. Um dein Kind zu ernähren und vor Krankheiten zu schützen. Um es an dich zu binden und ihm Geborgenheit zu schenken.

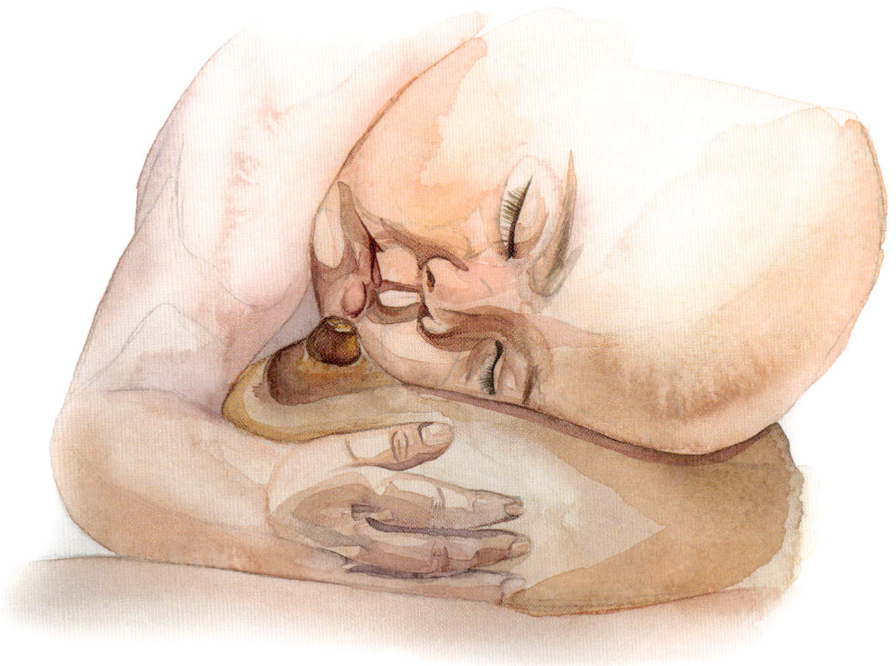

Häufig gestellte Fragen

Das Thema Stillen füllt ganze Bücher. Durch meine Arbeit im analogen und digitalen Bereich werde ich täglich mehrfach mit vielen Fragen konfrontiert, die ich für dich gesammelt und sortiert habe.

Wie funktioniert das Stillen direkt nach der Geburt?
Zunächst muss ich einen ganz wichtigen Faktor ansprechen, um dir direkt den Druck zu nehmen: Vielleicht hast du dein erstes Baby bekommen und zuvor nie in deinem Leben ein Kind gestillt. Auch dein Baby hat noch nie an einer Brust gesaugt. Es ist völlig okay, wenn es nicht auf Anhieb klappt und ihr erst ein wenig üben müsst. Da heutzutage die Möglichkeit des bondings (siehe S. 138) gewährt wird, sind die Grundbedingungen schon sehr gut. Aber nicht nur du, sondern auch dein Baby ist nach der Geburt erschöpft. Wundere dich also nicht, wenn es nicht sofort alle Energie aufwendet, um deine Brutwarze zu suchen, sondern erst einmal durchschnaufen muss und vielleicht sogar schläft. Etwa 20 bis 30 Minuten nach der Geburt zeigen die meisten Kinder auch tatsächlich den Such- und Saugreflex, mit dem sie signalisieren, dass sie bereit sind für eine Stärkung. Jetzt kann das erste Anlegen erfolgen. Um die idealen Bonding-Bedingungen zu erfüllen, natürlich möglichst ungestört, in einer ruhigen Atmosphäre und idealerweise innerhalb der ersten Lebensstunde. Das Baby sucht mit nickenden Kopfbewegungen nach der Brustwarze. Dies ist ein natürlicher Prozess, der tief auf unseren Genen verankert wurde. Deine Hebamme kann dir helfen, eine bequeme Position zu finden, und dir zeigen, wie du dein Baby am besten halten kannst, um es bei seiner ersten Mahlzeit zu unterstützen.

Ich glaube, mein Baby trinkt nicht genug.
Selbst wenn effektives Stillen kurz nach der Geburt nicht möglich sein sollte, hilft die Berührung der Brustwarze durch das Baby, die Milch-

>>

bildung in Gang zu bringen. Durch die Berührung deines Warzenhofs oder das Schreien deines Kindes wird Oxytocin ausgeschüttet, das nicht nur für dich, sondern auch für das Baby ein absolutes Bindungshormon darstellt. Das heißt für dich, dass schon allein der Versuch, dein Baby anzulegen, wichtig ist. Am Anfang sondert deine Brust Kolostrum ab. Kolostrum wird auch Vormilch genannt und bereits ab der zweiten Schwangerschaftshälfte von den Milchdrüsen produziert. Diese Vormilch dient Neugeborenen in den ersten zwei bis drei Tagen nach der Geburt als Nahrungsmittel. Durch den hohen Proteingehalt ist es dickflüssig und hat eine gelbliche Farbe. Der Magen des Babys ist in den ersten Lebenstagen ungefähr so groß wie eine Haselnuss. Will heißen: Wenige Tropfen dieser wertvollen Vormilch reichen, um dein Baby ausreichend zu versorgen. Kolostrum ist ein absoluter Proteinshake voller wichtiger Stoffe wie Antikörper, Vitamine und Spurenelemente. Auch die Trinkmenge ist in den ersten Tagen nicht sonderlich groß. Hier habe ich dir die Trinkmengen der ersten Lebenstage aufgelistet:

- 1. Lebenstag: ca. 50 ml
- 2. Lebenstag: ca. 100–120 ml
- 3. Lebenstag: ca. 150–180 ml
- 4. Lebenstag: ca. 200–240 ml

Die Muttermilchproduktion passt sich an den steigenden Bedarf des Kindes an und beträgt zehn Tage nach der Geburt etwa 500 bis 700 ml.

Woher weiß ich, dass das Baby Hunger hat?

Ich weiß nicht, wie es dir geht, aber ich bekomme schlechte Laune, sobald ich übermäßig hungrig bin. Deinem Kind geht es nicht anders. Zwar zeigen viele Neugeborene typische Hungerzeichen, wie Schmatzen, Zunge herausstrecken, an Fingern oder Faust lutschen, Hin- und Herbewegen des Köpfchens, Strampeln und Glucksen. Aber wenn diese Signale übersehen werden, beginnen sie, lautstark anzumelden, dass sie hungrig sind. Beobachte dein Baby also möglichst genau, um seine individuelle Körpersprache, seine Zeichen und Signale zu verstehen.

>>

Muss ich Stillpausen einhalten oder das Baby im Schlaf wecken, um einen Stillrhythmus einzuhalten?

Wichtiger Punkt. Grundsätzlich lautet die Empfehlung: Stillen nach Bedarf und nicht nach der Uhrzeit. Das heißt für dich, dass das Kind bestimmt, wie oft und wann es Nahrung aufnehmen möchte. Egal, ob tagsüber oder nachts, Babys trinken mindestens 8- bis 12-mal in 24 Stunden. Auch sehr häufiges Stillen mehrmals die Stunde rund um die Uhr ist normal. Wenn der Mensch Hunger hat, möchte er Nahrung aufnehmen. Dabei regulieren Babys auch die Menge, die sie zu sich nehmen. Gesunde Kinder trinken genau so viel, wie sie zum Wachsen und Gedeihen brauchen. Die wichtigste Voraussetzung für das Stillen nach Bedarf ist der uneingeschränkte Zugang zur mütterlichen Brust. Das heißt in der Praxis, dass dein Baby auch nachts am besten nah bei dir schläft – zum Beispiel in einem Beistellbettchen. Studien zeigen, dass Kinder, die viel und auch nachts bei der Mutter sind, weniger schreien und weniger Gewicht verlieren, da sie die Nahrungsaufnahme selbst regulieren können. Informiere dich im Zusammenhang mit Stillen, gemeinsam Schlafen und Familienbett auch über die vorbeugenden Maßnahmen, die den Plötzlichen Kindstod (SIDS) verhindern können.

Mein Kind nimmt nach der Geburt an Gewicht ab.

Nach der Geburt verlieren alle Neugeborenen etwas Gewicht. Das ist auch logisch. Während die Babys sich wohlgeborgen und beschützt im Mutterleib entwickeln, erfolgt die komplette Ernährung automatisch über die Nabelschnur – fast wie im Schlaraffenland. Aber kaum ist man geboren, fängt die Arbeit auch schon an. Atmen, verarbeiten, Nahrung aufnehmen, Reize wahrnehmen und speichern. All das kostet Energie. Die Fettreserven verbrauchen sich und ändern sich auch. Bei normalgewichtigen Neugeborenen ist in den ersten fünf Lebenstagen eine Gewichtsabnahme von zehn Prozent normal. Das bedeutet, dass ein Baby, das mit drei Kilo zur Welt gekommen ist, innerhalb der ersten Lebenstage bis zu 300 Gramm verlieren kann. Die Gewichtsabnahme ist in der Regel ab dem fünften Lebenstag beendet, und langsam beginnt wieder eine Gewichtszunahme.

Probleme beim Stillen

Initiale Brustdrüsenschwellung nach der Geburt

Drei bis fünf Tage nach der Geburt kann es bei 25 bis 50 Prozent der Frauen zu unangenehmen Empfindungen in den Brüsten kommen. Gerade fühlt man sich etwas sicherer – und dann kommt er: der Milcheinschuss. Durch das steigende Hormon Prolaktin kommt es zu einer vermehrten Milchbildung und damit zu einer besseren Durchblutung, was wiederum zu einer Überfüllung der Milchdrüsen und zu einer ödematösen und schmerzhaften Schwellung der Brüste führt.

Der Milchstau

Ursachen sind häufig eine verstärkte initiale Brustdrüsenschwellung, eine Verringerung des Milchspendereflexes aufgrund von Stress, Schmerzen oder Schlafmangel oder eine falsche Stilltechnik, zum Beispiel fehlerhaftes Anlegen, unzureichende Entleerung der Brust, zu niedrige Stillfrequenz. Auch eine übermäßige Milchproduktion kann dahinterstecken. Sowohl der Milcheinschuss als auch vor allem der Milchstau sollten bei starker Ausprägung durch eine professionelle Stillberatung oder Unterstützung durch qualifiziertes Personal betreut werden. Eine regelmäßige Brustentleerung (durch Stillen oder bei Bedarf auch mechanisch durch Abpumpen) ist von enormer Wichtigkeit. Oft besteht der logische Reflex darin, die Finger und das Kind von schmerzenden Brüsten zu lassen, aber die weitere Entleerung ist von entscheidender und leider auch manchmal schmerzhafter Bedeutung. Es macht Sinn, die Brust vor der Entleerung zu wärmen und so den Milchfluss anzuregen, zum Beispiel durch warme Umschläge, Rotlicht und Massagen. Anschließend werden die blockierten Areale vorsichtig ausgestrichen – wie das geht, kann dir eine Hebamme oder Stillberaterin zeigen. Danach hilft Kühlen, zum Beispiel mit Quarkwickeln, Umschlägen oder Weißkohlauflagerungen.

Wunde Brustwarzen

Stell dir vor, du musst ab morgen täglich für viele Stunden Löcher mit einem Spaten ausstechen. Gerade in der Anfangszeit wirst du wunde

Hände und einen geschundenen Körper haben. Deinen Brustwarzen geht es ähnlich. Die tägliche Belastung hinterlässt schmerzhafte Spuren, die viele Frauen in den ersten Wochen an ihrem Stillvorhaben zweifeln lassen. Auch hier wird dein Körper sich ein Stück weit an die Belastung gewöhnen, aber trotzdem sollten einige Dinge unter professioneller Beobachtung stehen: Wird die Brustwarze von deinem Baby nach einer gewissen Zeit nicht mehr für die Nahrungsaufnahme, sondern nur noch zum Nuckeln verwendet? Wechselt du die Stillposition? Ist das kindliche Zungenbändchen vielleicht zu kurz? Auch hier gibt es neben der Stillberatung weitere Möglichkeiten wie eine Therapie mit Rotlicht, die Reduzierung der Stilldauer bei einer gleichzeitigen Erhöhung der Stillfrequenz oder das Verstreichen und Trocknenlassen von etwas Milch auf der Mammille nach dem Stillen. Auch der Einsatz von Hilfsmitteln wie Stillhütchen ist möglich.

Die Brustentzündung (Mastitis puerperalis)

Warme stehende Gewässer stellen für Bakterien und andere Keime paradiesische Verhältnisse dar. Nur wie kommt man an diesen wundervollen Ort? Auf der Haut der Mutter und im Mund- und Rachenraum des Babys sitzen die Keime ja bereits millionenfach. Wie praktisch, dass sich durch eine geschundene Brustwarze kleinste Hautdefekte auftun, durch die man sich als Keim hindurchmogeln kann. Und dann muss der Ausblick der Keime herrlich sein: eine Landschaft voller Milchstauseen und keiner, der sie leerpumpt. Die Mastitis puerperalis kann einen großen Strich durch das euphorische Stillvorhaben der Mutter machen. Zu den Symptomen des Milchstaus kommen jetzt noch heftige Schmerzen, Fieber und Abgeschlagenheit. Dies ist gelinde gesagt kein erstrebenswerter Zustand mit einem Neugeborenen. Die Maßnahmen zur Behandlung eines Milchstaus gelten auch hier. Stillberatung, Wärme, Abpumpen oder Ausstreichen, Kühlen! Bei einer starken Infektion oder Abszessbildung kann sogar eine antibiotische Therapie oder eine chirurgische Intervention nach dem Motto: Ubi pus, ibi evacua (wo Eiter ist, dort entleere ihn) nötig sein. Mit einer Mastitis ist nicht zu spaßen. Daher mein Appell: Hole dir bei Stillproblemen schnell professionelle Hilfe.

VERHÜTUNG IM WOCHENBETT

Die Natur ist gnadenlos und auf das Fortbestehen der eigenen Art programmiert. Nur weil du vielleicht gerade eine Schwangerschaft samt Geburt hinter dir hast, heißt das nicht, dass der weibliche Körper nicht sehr schnell wieder in der Lage sein wird, erneut schwanger zu werden. Um dies zu verhindern, zum einen aus eigenem Interesse, aber auch um dem Körper ein Mindestmaß an Erholung zu gönnen – denn Schwangerschaft und Geburt sind sehr belastend für den Körper –, empfiehlt es sich, besser früher als später über das Thema Verhütung nach der Geburt nachzudenken. Die Optionen und Alternativen sind von vielen Faktoren abhängig, die du zeitig mit deiner Frauenärztin besprechen solltest. Die Verhütungsmethode darf weder deine und noch die Gesundheit deines Kindes gefährden. Es gilt also zu klären, wie die weitere Familienplanung aussieht, ob du hormonfrei oder hormonell verhüten möchtest, ob du Vorerkrankungen hast oder Medikamente einnimmst und ob du stillst.

Wissen schafft Vertrauen

Verhütungsmethoden

1. Hormonfreie Verhütung

Das Kondom Seit Jahrhunderten bewährt, nebenwirkungsarm und bei richtiger Anwendung sicher. Gerade in der ersten Zeit schützt es zusätzlich vor der Übertragung von Keimen. Dies ist wichtig, da der Muttermund noch geöffnet ist und Geburtsverletzungen potenzielle Eintrittspforten für Bakterien, Parasiten und Viren sind. (Pearl-Index 0,4–12. Der Pearl-Index gibt die Sicherheit der Verhütung an. Je niedriger sein Wert, desto sicherer die Methode.)

Diaphragma Das Pendant zum Kondom für den Mann. Das Diaphragma oder auch die Portiokappe ist aus medizinischem Silikon und wird mit einem spermienhemmenden Gel benetzt und vor den äußeren Muttermund gesetzt. So verhindert es als Barrieremethode, dass die Spermien aufsteigen können. Das Diaphragma ist nebenwirkungsarm und bei richtiger Anwendung relativ sicher. (Pearl-Index: 1–20)

Natürliche Familienplanung (NFP) Wenn du die Begriffe Basaltemperatur, Zervixschleim und Muttermund abtasten nie zuvor gehört hast, ist es gerade während der Stillzeit nicht leicht, mit NFP anzufangen. Wenn du schon viel Erfahrung mit dieser Art der natürlichen Verhütung und Familienplanung gesammelt hast und dich damit sicher fühlst, ist sie aber auch in der Stillzeit und nach der Geburt möglich. (Pearl-Index: 0,4-0,6 nach sensiplan®)

Kupferhaltige Intrauterinsysteme Klingt nach Science-Fiction. Gemeint sind aber Kupferspirale, Kupferkette oder Kupferball. Alle werden in die Gebärmutter eingesetzt und wirken über eine Fremdkörperreaktion und Kupferionen, die die Spermien in ihrer Agilität hemmen. Kupfersysteme liegen mehrere Jahre und gelten als sichere Verhütung. Sie haben spezielle Nebenwirkungsprofile, die du mit deiner Frauenärztin besprechen solltest. (Pearl-Index: 0,3–3)

Sterilisation von Mann oder Frau Ist meistens bei definitiv abgeschlossener Familienplanung sinnvoll. Wobei die Sterilisation des Mannes oft sehr viel unkomplizierter und weniger invasiv ist. Bei der Frau werden im Bauchraum die Eileiter unterbunden und beim Mann am Hodensack die Samenleiter. Für alle Männer: Erektion, Ejakulation, Männlichkeit – es bleibt alles beim Alten. Nur die Spermien fehlen im Ejakulat. (Pearl-Index: 0,1–0,4)

2. Hormonelle Verhütung

Stillpille Gemeint ist eine Minipille, also eine Pille, die lediglich ein Gelbkörperhormon enthält. Im Gegensatz zu der kombinierten Variante der Pille kann man diese Art der Pille auch während der Stillzeit einnehmen. Sie muss täglich zur gleichen Zeit eingenommen werden, um den Verhütungseffekt aufrechtzuhalten. Die Minipille gilt als sicher und bewährt. (Pearl-Index: 0,14–4,3)

Hormonstäbchen und Dreimonatsspritze Das Hormonstäbchen wird unter dem Arm der Frau eingesetzt, die Depotspritze unter die Haut injiziert. Beide beinhalten ein Gelbkörperhormon, das als Depot an den Körper freigesetzt wird. Das Hormonstäbchen wirkt drei Jahre und die Depotspritze drei Monate. Auch hier ist das abgegebene Gelbkörperhormon unbedenklich während der Stillzeit. (Pearl-Index jeweils: ca. 0,2–0,5)

Hormonspirale Wie bei der Kupferspirale wird ein Fremdkörper in die Gebärmutter eingelegt. Statt der Kupferionen wird ein Gelbkörperhormon freigesetzt. Die Hormonspirale kann entweder für drei Jahre oder für fünf Jahre liegen und wirken. (Pearl- Index: 0,05–0,3)

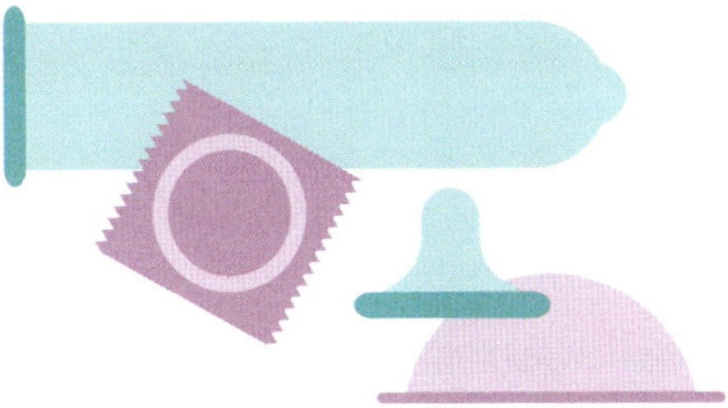

Kondom Diaphragma

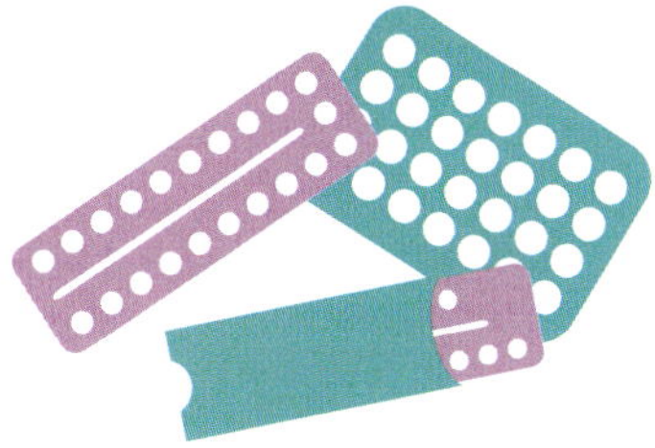

Anti-Baby-Pille

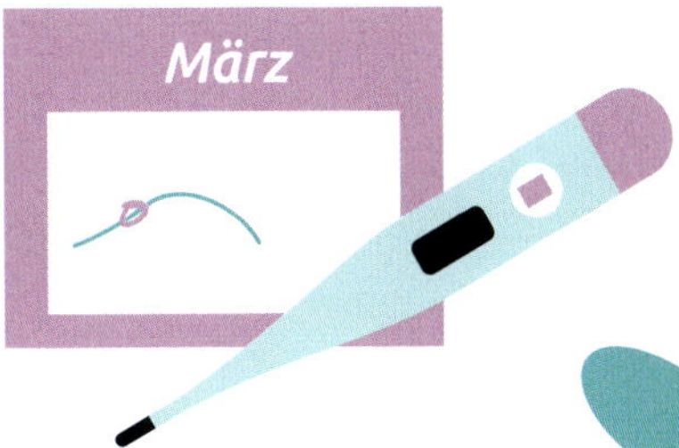

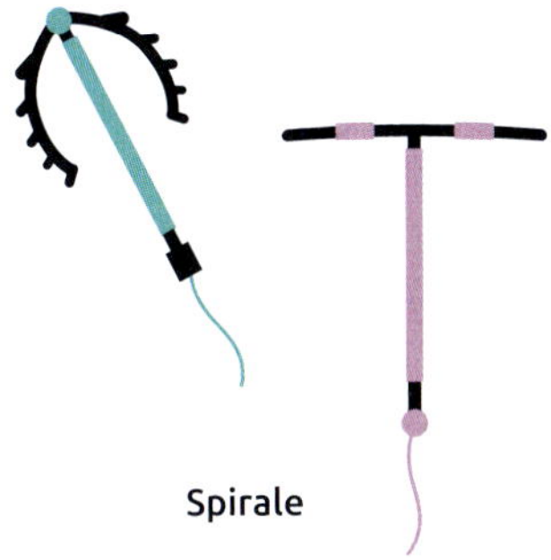

Spirale

NFP
(natürliche Familienplanung)

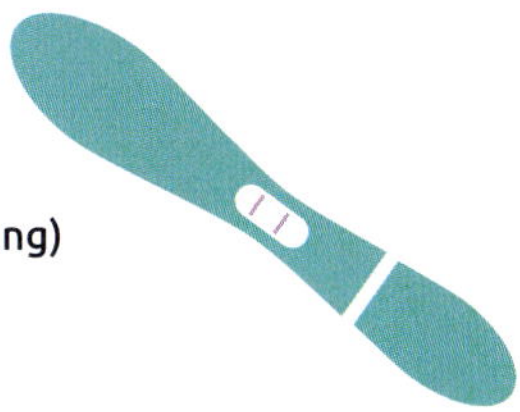

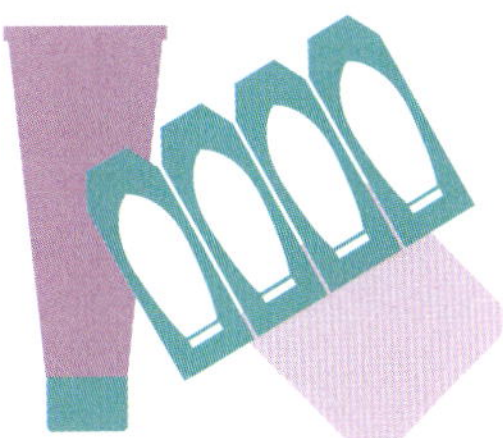

chemische Verhütung

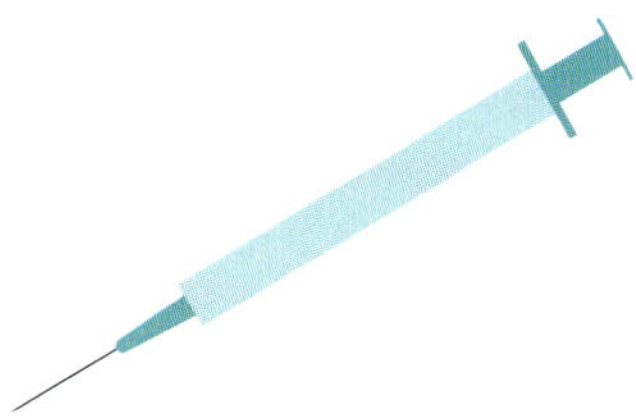

Dreimonatsspritze

Darf ich sofort wieder schwanger werden?

Als ich noch in der Klinik gearbeitet habe, bestand eine Aufgabe darin, die frischgebackenen Mütter zu entlassen und ihnen wichtige Punkte mit auf den Weg zu geben. Ein Thema war natürlich auch die Verhütung. Ich habe immer erst die Reaktion der neuen Eltern abgewartet, wenn es um die weitere Familienplanung ging. »Was die weitere Kinderplanung angeht…«, hier legte ich eine kleine Pause ein, und dann ging es auch schon los: »Auf keinen Fall!«, »Einzelkind!«, verängstigte Blicke von Vater zu Mutter und zurück. Alle Beteiligten mussten dann erst mal lachen. Natürlich verschwenden die wenigsten Paare kurz nach der Geburt auch nur einen Gedanken an das nächste Kind. Aber wenn ein paar Wochen vergangen sind und sich alles eingespielt hat, kann bei vielen bereits wieder der Gedanke keimen, dass es gar nicht so schlecht wäre, direkt nachzulegen.

Aber wie viel Zeit braucht der weibliche (und auch manch männlicher) Körper, um wieder bereit für eine neue Schwangerschaft zu sein? Wissenschaftler der Universität von British Columbia haben herausgefunden, dass bei einem erneuten Eintritt einer Schwangerschaft binnen sechs Monaten ein erhöhtes Risiko sowohl für die Mutter als auch für das Baby besteht. Bei über 35-jährigen Frauen, die sechs Monate nach der Geburt wieder schwanger wurden, fanden die Forscher ein 1,2-prozentiges Risiko (12 Fälle pro 1 000 Schwangerschaften) und bei Frauen zwischen 20 und 34 betrug das Risiko für Komplikationen 8,5 Prozent (85 Fälle pro 1 000 Schwangerschaften). Die Weltgesundheitsorganisation WHO empfahl 2005 sogar noch, nach einer Schwangerschaft 24 Monate zu warten. Hier wurde mittlerweile zurückgerudert. Die aktuelle studienbasierte Empfehlung lautet daher, eine Wartezeit von 12 bis 18 Monaten zwischen Geburt und erneuter Schwangerschaft einzuhalten. Unabhängig davon, ob es sich um eine vaginale Geburt oder eine Schnittentbindung per Kaiserschnitt gehandelt hat.

Man sollte aber auch nicht vergessen, dass die Verantwortung für ein mögliches Risiko nicht bei Wissenschaftlern und Studien liegt, sondern beim Paar selbst. Es bleibt also jedem selbst überlassen, direkt nachzulegen oder doch ein wenig länger zu warten.

DIE RÜCKBILDUNG

Einige frischgebackene Mamas können es nach der Geburt kaum erwarten, »Rückbildung zu machen«. Der Drang, aktiv zu werden und dem Körper zu helfen, ist in den letzten Jahren immer größer geworden. Die Begriffe Beckenbodenschwäche und Inkontinenz werden präsenter und damit auch die Frage danach, wie man solch Lebensqualität einschränkende Veränderungen nach der Geburt vermeiden kann. Grundsätzlich ist diese Motivation auch sehr zu begrüßen. Trotzdem ist es wichtig, zu wissen: Dein Körper erledigt den größten Teil der Rückbildung anfangs ganz von allein. Erst im Anschluss an die Rückbildung im Wochenbett kannst du dein Herz-Kreislaufsystem

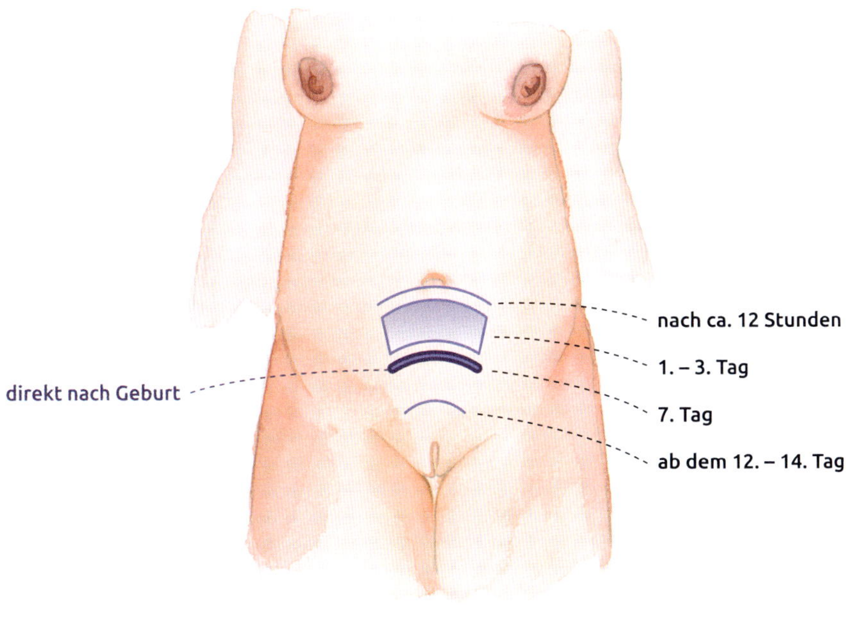

Direkt nach der Geburt ist der Uterus sehr gut kontrahiert. Nach 12 Stunden dehnt er sich etwa bis auf Höhe des Bauchnabels aus. Vom 1.–3. postpartalen Tag sinkt der Fundus jeden Tag etwa einen Querfinger tiefer. Danach verläuft die Rückbildung etwas langsamer, sodass sich der Fundus am 7. Tag wieder zwischen Nabel und Symphyse befindet. Bereits nach ca. 12–14 Tagen ist der Fundus auf Höhe der Symphyse und nicht mehr tastbar.

und den Halteapparat aktiv trainieren, um angesprochene Probleme zu verhindern. Dein Körper wird je nach Art und Länge der Geburt sechs bis acht Wochen brauchen, um sich zu regenerieren. Idealerweise hast du zu diesem Zeitpunkt die Nachsorgeuntersuchung bei deiner Frauenärztin und kannst dir direkt grünes Licht abholen, aktiv zu werden und mit der bewussten Rückbildung zu starten.

Vielleicht hast du bemerkt, wie dir gegen Ende der Schwangerschaft kein Ring und kein Schuh mehr gepasst haben. Durch die hormonbedingte Umverteilung deines Gewebewassers hast du das Gefühl, aufgequollen zu sein. Dieses Wasser wird nach der Geburt langsam, aber stetig wieder abgebaut. Dies dauert manchmal bis zu drei Monate. Feinste Muskelfaserrisse und andere Defekte werden repariert, deine Gebärmutter bildet sich von Basketballgröße auf sieben bis acht Zentimeter Länge zurück. Du kannst diesen Vorgang

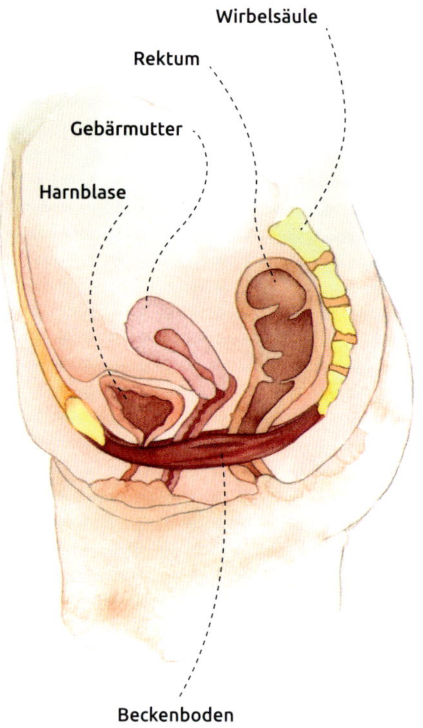

in Form von Nachwehen spüren, wenn du dein Kind an die Brust legst oder es schreien hörst. Auch die während der Schwangerschaft auseinander gedrängte Bauchmuskulatur muss sich langsam wieder schließen, Darm und Blase müssen sich auf die neuen Gegebenheiten einstellen. Es ist nicht ungewöhnlich, dass man nach Schwangerschaft und Geburt bei Belastungen wie Husten, Niesen oder Treppensteigen etwas Urin verliert.

Gerade während der Schwangerschaft und vor allem bei der Geburt ist die Belastung für den Beckenboden unvorstellbar hoch. Wir haben bereits gelernt, dass der Beckenboden maßgeblich daran beteiligt ist, unsere Ausscheidungen zu regulieren. Ist er lädiert, ist auch seine Funktion eingeschränkt. Manchmal kannst du auch das Gefühl haben, dass beim nächsten Schritt deine Gebärmutter zwischen deinen Beinen liegt. Keine Sorge, es wird mit der Zeit besser, und du kannst nach dem Abschluss des Wochenbetts aktiv dazu beitragen.

Der Beckenboden

Aber beginnen wir vorn und versuchen erst einmal das Mysterium aufzulösen, wo sich der Beckenboden genau befindet und welche Funktion er übernimmt. Der Beckenboden ist eine dreischichtige Platte aus Bindegewebe, Sehnen und vor allem Muskulatur, die eng übereinander liegen (vgl. Abbildung links). Ähnlich einer Hängematte. Der Beckenboden verschließt unser knöchernes Becken, das ja oben und unten geöffnet ist, nach unten. Diese muskuläre Hängematte zieht vom Steiß zum Schambein und hält unsere Organe im Bauch. Ohne ihn würden sie der Schwerkraft entsprechend nach unten sacken und zum Teil herausfallen. Was übrigens bei einer ausgeprägten Beckenbodenschwäche tatsächlich passieren kann.

Der Beckenboden ist auch bei der Stuhl- und Harnentleerung von wesentlicher Bedeutung. Ist der Beckenboden geschädigt, kann diese Funktion nicht mehr hundertprozentig ausgeübt werden und man verliert ungewollt Urin oder Stuhl. Viele Frauen kennen dieses Phänomen kurz nach einer Geburt. Durch die starke Dehnung und dabei entstehende kleinsten Muskelverletzungen ist der Beckenboden vor allem nach einer vaginalen Geburt zum Teil arg in Mitleidenschaft gezogen. Er muss sich erst regenerieren und im besten Fall trainiert werden, um wieder volle Leistung zu bringen.

Eine Geburt dauert auch deswegen so lange, damit das Gewebe die Zeit findet, sich entsprechend zu dehnen. Bei langsamer Dehnung bleibt Gewebe intakt. Bei plötzlichem und unvorbereitetem Druck reißt Gewebe und wird irreparabel geschädigt. Gerade bei vaginal-operativen Entbindungen wird die Zeit zur Dehnung künstlich verkürzt und der Beckenboden kann nachhaltig geschädigt werden. Auch der umstrittene Kristeller-Handgriff kann enormen Schaden am Beckenboden anrichten.

Kann man den Beckenboden bereits vor der Geburt trainieren? Ja! Ein gut trainierter Beckenboden ist meist auch gut durchblutet und dadurch auch elastischer und kann eher verletzungsfrei nachgeben. Es ist ebenso erwiesen, dass ein trainierter Beckenboden besser regeneriert. Viele Frauen lernen durch die Beckenbodenübungen ihren Beckenboden erst wirklich kennen. Sie fangen an, ihn zu spüren, ihn wahrzunehmen und sich dieses Gefühl bei der Geburt zunutze zu machen. Das bewusste An- und Entspannen kann Kind und Mutter bei der Geburt entspannen und den Geburtsverlauf beschleunigen.

Aktive Rückbildung

»Das musst du machen, sonst wirst du inkontinent.« Die meisten greifen nach solchen Sätzen hektisch zum Tablet und beginnen Begriffe wie »Rückbildung« und »Beckenbodenübungen« durch die Suchmaschine zu jagen. Anschließend noch ein virtueller Abstecher auf eine Online-Plattform für Yogabedarf und dann kann es wenige Tage später auch schon losgehen. Aber Vorsicht! Nicht ohne wichtiges Basiswissen! Egal, ob Kaiserschnitt oder vaginale Geburt, dein Körper hat einen wahren Stresstest hinter sich mit hoher Belastung für den gesamten Körper. Vor allem auch Gelenke, Muskeln, Sehnen und Bindegewebe sind durch die Schwangerschaftshormone noch aufgelockert und noch lange nicht bereit, ungewohnte und belastende Beckenbodenübungen zu machen. Wie bei einem verletzten Sportler muss dein Körper zunächst regenerieren, bevor er gestärkt werden kann. Und das schafft er im Wochenbett zunächst allein.

Die Beckenbodenübungen, die oftmals synonym mit dem Begriff »Rückbildung« verstanden werden, sind unglaublich wichtig, haben aber einen großen Nachteil: Sie machen selten Spaß und der Effekt bleibt dem Auge verborgen. Wenn man mehrere Wochen seinen Bizeps trainiert, wird er irgendwann größer, definierter. Das eigene Spiegelbild wird zu Hause zum Lieblingsbild. Das spornt an und lässt auf mehr hoffen. Die Motivation steigt von Mal zu Mal. Den Beckenboden können wir nicht sehen und nur schwer spüren. Der Effekt nach wenigen Beckenbodenübungen ist allenfalls marginal, also verlieren viele Frauen schnell das Interesse und die Motivation. Zurück bleibt ein für den Moment ausreichend funktionierender Beckenboden. Doch »ausreichend« war schon in der Schule kein erstrebenswertes Ziel. Schwerkraft, Lifestyle und das Alter können sich irgendwann rächen. Es lohnt sich also, dranzubleiben und den Beckenboden aktiv und ausdauernd zu trainieren. Die Beckenbodenmuskulatur ist eine sehr spezifische Muskulatur. Sie ist klein und verletzlich. Strapaziert man diese kleinen Muskelfasern anfangs zu sehr, resultiert daraus ein gegenteiliger Effekt. Die kleinen Defekte an der Muskulatur werden notdürftig durch Narben- und Bindegewebe ersetzt, um die Funktionen im Körper gewährleisten zu können. Anstatt die Kontinenz zu fördern und zu unterstützen, riskiert man einen Funktionsverlust oder sogar ein chronisches Schmerzsyndrom des kleinen Beckens durch Narbenstränge und Verwachsungen.

Der Trick ist folgender: Beginne nach Abschluss des Wochenbetts langsam mit den Beckenbodenübungen und hole dir, wenn möglich, professionelle Begleitung. Fünf Übungen, die jeweils nicht länger als eine Minute andauern, reichen anfangs zweimal pro Woche völlig aus. In der dritten oder vierten Übungswoche kannst du zehn Übungen à eine Minute versuchen. Nach weiteren zwei Wochen Training kannst du das Intervall verkürzen. Einmal pro Woche zehn Minuten. Nach drei Monaten ist dein Beckenboden sanft und nachhaltig regeneriert. Im Prinzip kannst du solche Übungen dein ganzes Leben immer wieder in deinen Alltag einbauen. Der Beckenboden hält uns ein Leben lang zusammen. Ehren und schützen wir ihn, indem wir ihm ab und zu etwas Gutes tun.

SCHMERZEN NACH DER GEBURT

Ich möchte dir noch ein paar Worte zum oft zitierten und gern als Vergleich herangezogenen Marathon erzählen. Es ist eine gängige Floskel, Schwangerschaft und Geburt mit einer sportlichen Disziplin zu vergleichen, für die man jahrelang trainieren, den Körper daran gewöhnen und sich Tag für Tag mit den sportlichen Herausforderungen auseinandersetzen kann. Schwangerschaft und Geburt kann man nicht trainieren oder üben. Selbst Mehrgebärende werden bestätigen, dass sich die jeweiligen Geburten unterscheiden können. Also hinkt auch die Vorstellung, dass man nach diesem Marathon einen entsprechenden Muskelkater hat. Du beanspruchst während der Schwangerschaft und besonders während der Geburt Gelenke, Muskulatur und umliegendes Gewebe mit höchster Intensität und vor allem mit unvorstellbarer Dynamik. Von 0 auf 100 wird Muskulatur über die Belastungsgrenze hinaus beansprucht, werden Knochen und Gelenke überstreckt und Gewebe maximal gedehnt. Nun sprechen wir auch noch über Muskeln, die im Körper eine Art Hilfsmuskulatur darstellen, die vorher wahrscheinlich noch nie bewusst trainiert wurden. Beckenboden, die tiefe Rücken- und Bauchmuskulatur, Halteapparat von Beinen und Armen, Zwerchfell und viele mehr. Die unausweichliche Folge: Nach einer Geburt schmerzt der gesamte Körper.

Hinzu kommen mögliche Geburtsverletzungen wie Vaginal- und Dammriss oder ein Dammschnitt. Diese Geburtsverletzungen sind offensichtlich und werden – wenn nötig – nach der Geburt fachlich versorgt. Das tut weh! Nicht offensichtliche Verletzungen am Muttermund und der Vaginalschleimhaut sind jedoch zwangsläufig ebenfalls vorhanden und können unangenehm schmerzen. Hinzu kommen die Nachwehen. Ich möchte keine Angst machen, sondern dir einfach vor Augen führen, dass es normal ist, wenn der Körper auch einige Tage und Wochen nach der Geburt noch lädiert ist und man kaum normal sitzen kann. Das mag für viele eine lange Zeit sein, aber auf der anderen Seite ist es erstaunlich, wie schnell sich der weibliche Körper regeneriert. Binnen weniger Wochen ist kaum noch etwas von den vielen kleinen und größeren Verletzungen erkennbar.

Ähnlich verhält es sich nach einem Kaiserschnitt. Vor wenigen Jahrzehnten entsprach das Aufschneiden eines Bauches noch einem halben Todesurteil, selbst unter besten Bedingungen. Heutzutage ist der komplikationslose Verlauf eine Selbstverständlichkeit und die Komplexität dieser Operation gerät zunehmend in Vergessenheit. Nicht selten habe ich miterlebt, dass sich Frauen nach einem Kaiserschnitt gewundert und sogar beklagt haben, dass sie im Bereich der Operation noch starke Schmerzen haben. Man darf nie vergessen, was bei einem Kaiserschnitt eigentlich passiert. Es wird ein mindestens 10 cm großer Schnitt durch die Bauchdecke gemacht, Unterhautfettgewebe, Bauchfaszie mit entsprechender Muskulatur zur Seite geschoben, das Bauchfell eröffnet, um schließlich zwischen Darm, Harnblase und Gefäßen einen Schnitt in die wahnsinnig gut durchblutete Gebärmutter zu machen, der dann mit dosierter Kraft der Finger erweitert wird. Dies alles muss nach der Geburt des Kindes penibel versorgt und verschlossen werden. Die Gebärmutter muss dabei stark vernäht werden, damit sie im Fall einer neuen Schwangerschaft den immensen Druckbelastungen standhält. Noch zu aktiven Zeiten meines Vaters lagen Frauen nach einem Kaiserschnitt mehrere Wochen im Krankenhaus. Heute können sie nach drei bis vier Tagen entlassen werden. Es ist nur logisch, dass Schmerzen nach einer solchen Operation normal sind und es mehrere Tage bis Wochen dauert, bis sich alle Prozesse und Verletzungen regeneriert haben.

Sprich dich mit deiner Hebamme oder Gynäkologin ab, welche Möglichkeiten der Schmerzbekämpfung es gibt und welche Schmerzmittel du notfalls nehmen kannst. Gib deinem Körper Zeit. Wir alle hatten in unserem Leben bereits fiese Schürfwunden oder kleine Schnittverletzungen. Versuch dich daran zu erinnern, dass selbst solche Lappalien einige Zeit benötigen, um komplett abzuheilen. Auch an die Partner ein großer Appell: Helft, unterstützt, nehmt ab.

SEX UND ANDERER SPORT

Was ist eigentlich mit der schönsten Nebensache der Welt? Sie kann nach einer Geburt wirklich zur Nebensache werden. Und das für längere Zeit. Es ist okay, kein Verlangen nach Nähe und Intimität zu haben. Du hast in den ersten Wochen nach der Geburt von morgens bis abends einen kleinen warmen Körper an dir. Wenn du stillst, entblößt du je nach Stillphase beinahe stündlich deine Brüste. Hinzu kommen körperliche und seelische Veränderungen. Es ist also okay, keine Lust zu haben. Vielleicht gehörst du aber auch zu den Menschen, die sofort den Drang haben, ihren Partner wieder zu spüren, und freust dich darauf, nach der Geburt wieder intim zu werden.

Im Wochenbett ist Sex nicht verboten, es gibt nur ein paar Dinge zu beachten. Zum einen ist dein Muttermund noch geöffnet, damit der Wochenfluss abfließen kann. Der Wochenfluss beinhaltet Gewebereste, Blut und massig Entzündungszellen. Diese Zellen haben die Funktion, abgestorbenes Gewebe zu zersetzen und defektes Gewebe zu reparieren. Ein wahres Feuerwerk an Fresszellen, weißen Blutkörperchen und Bakterien. Es sind aber Zellen und Bakterien aus deinem eigenen Mikrobiom, dein körpereigener Zellcocktail, weshalb du in den meisten Fällen auch keine Infektion bekommst. Dringt jetzt der Penis mit dem Mikrobiom des Partners ein, kann es unter Umständen dazu kommen, dass diese Keime aufsteigen und sich in den kleinsten Gewebedefekten einnisten und Schaden im Sinne einer Infektion anrichten. Daher wird offiziell empfohlen, bis zum Abschluss des Wochenbetts mit Kondom zu verhüten oder gänzlich auf Sex zu verzichten. Ähnlich verhält es sich auch mit dem Besuch von Schwimmbad, Sauna und selbst der heimischen Badewanne: Wer sichergehen will, sollte vorerst darauf verzichten.

Wichtiger als das Risiko einer Entzündung ist dein Empfinden, das nach der Geburt verändert sein kann. Zunächst dein Körperempfinden. Wir haben über die körperlichen Veränderungen während Schwangerschaft und Geburt gesprochen. Auch wenn die Hoffnung vielleicht geblieben ist, dass du nachher exakt die Proportionen hast wie vor der Schwangerschaft, wirst du wahrscheinlich zum Großteil der Frauen gehören, die auch nach der Geburt noch Veränderungen sehen und spüren. Womit wir beim vaginalen Empfinden wären. Vor allem nach einer vaginalen Geburt fühlt sich dein komplettes Genital beinahe fremd an. Vielleicht ist es taub, brennt, schmerzt und der Introitus, also der Vaginaleingang, und die Vaginalwand sind weiter als vor der Geburt. Zwar kann sich beides wieder anpassen, doch es kann sein, dass es sich beim Sex anders anfühlt. Anders ist nicht gleichbedeutend mit schlechter, sondern einfach anders. Und aus anders wird auch ganz schnell wieder gut, keine Sorge.

Beim Sport halte ich es recht simpel. Zunächst kommt es natürlich auf die Sportart an. Wir sprechen der Einfachheit halber hier nur von Bewegungssport wie joggen, walken oder wandern. Dein Körpergefühl und dein Menschenverstand werden dir zeigen, wie weit du bereits gehen kannst, im wahrsten Sinne des Wortes. Wenn dein Körper und dein Kreislauf dir sagen, dass du wieder ein wenig mehr wagen kannst, als von der Couch zum Kühlschrank und zurück zu laufen, dann beginne langsam und am besten in Begleitung mit ein paar Schritten an der frischen Luft. Das kann wenige Tage nach der Geburt oder je nach persönlicher Verfassung auch erst etwas später sein. Die Straße einmal hoch und runter kann sich anfangs wie ein Aufstieg auf den Mount Everest anfühlen. Achte auf mögliche Wunden und deinen Körper: Schmerzen und Kreislaufprobleme zeigen dir, dass du dich noch schonen darfst.

Fühlt sich dein Körper auch nach deinem kleinen Ausflug gut an, kannst du beim nächsten Mal eine größere Runde drehen. So kannst du dich Stück für Stück steigern, ohne deinen Körper zu überfordern. Für die geliebte Laufrunde oder andere belastende Fitnessübungen sollte die Rückbildung allerdings weitestgehend abgeschlossen sein. Auch dein »Sixpack« solltest du erst trainieren, sobald deine Bauchmuskulatur, die während Schwangerschaft und Geburt auseinandergedrängt wurde, wieder aneinander liegt und voll funktionsfähig ist.

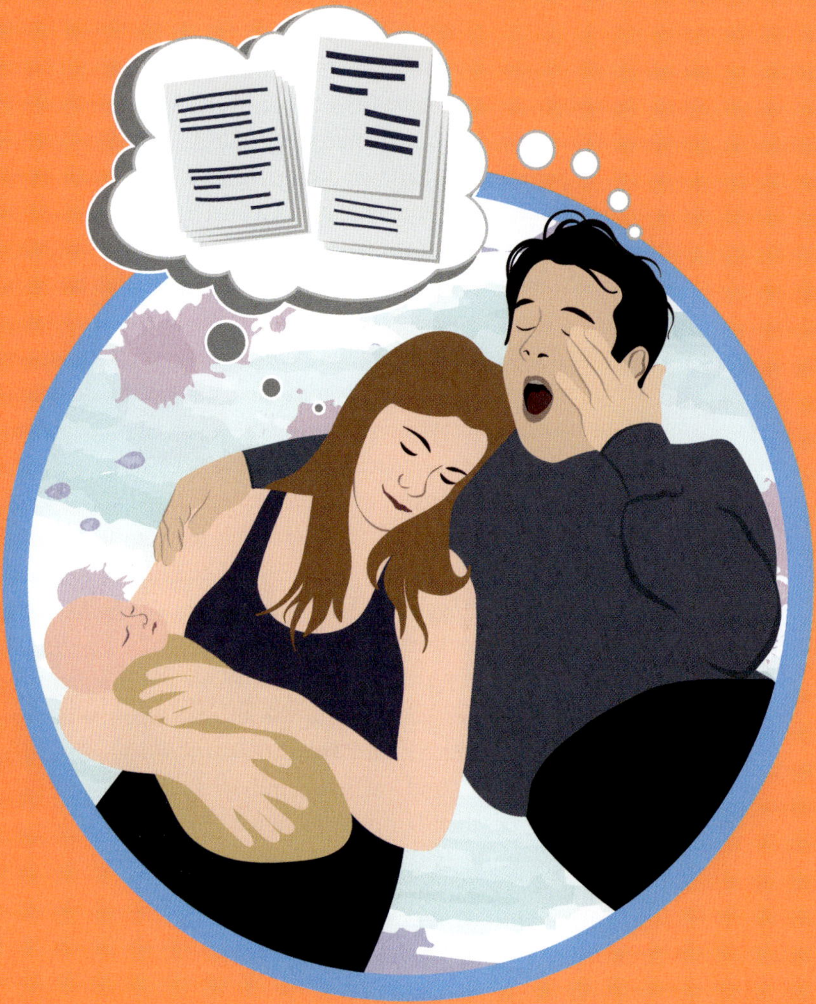

5

NACH DEM WOCHENBETT

Neue Verantwortung, neue Verpflichtungen und vor allem neue Aufgaben und Themen kommen nun auf die junge Familie zu. Jetzt heißt es, die Übersicht zu behalten.

BÜROKRATIE NACH DER GEBURT

Meine Frau und ich hatten nach der Geburt unserer Tochter voller Zuversicht und Selbstzufriedenheit den letzten Haken an unsere imaginäre To-do Liste gemacht: Kind geboren, Mutter und Kind wohlauf, Rückbildung läuft, erledigt.

»Habt ihr schon einen Termin für die U-Untersuchungen ausgemacht?«

»Ist der Kindergeldantrag schon verschickt?«

»Und was ist mit Elterngeld?«

»Denkt auch an die Krankenversicherung für die Kleine.«

»Die Geburtsurkunde habt ihr aber, oder?«

Auch wenn einen die Wucht des Bürokratismus zunächst fast erschlägt, sollte man in diesen Angeboten unseres Staates auch das sehen, was sie unter dem Strich sein sollen: Hilfestellungen. Keine Frage, es handelt sich erst einmal um lästige Wege, die zu gehen, und um Formulare, die auszufüllen sind. Aber mittelfristig lohnt sich die Mühe. Das Schwierigste für uns war es, dass wir zu wenige Informationen, keine Übersicht und vor allem keine Anlaufstelle hatten, die uns bei den verschiedenen Formalitäten geholfen hätte. Es war also erst mal ein bisschen Gewurstel, bis sich alle Formalitäten geklärt hatten. Damit ihr aus unseren Fehlern lernen könnt, will ich euch hier die Informationen geben, die wir uns selbst gewünscht hätten.

Standesamt und Geburtsurkunde

Einer von euch beiden, vermutlich der Vater, muss die Geburt eures Kindes innerhalb von einer Woche beim zuständigen Standesamt anmelden. Damit wird euer Wunder offiziell in das Geburtenregister eingetragen und ihr erhaltet die Geburtsurkunde. Nicht selten übernimmt das die Klinik oder das Geburtshaus. Informiert euch dort, ob eine Geburtenmeldung an die zuständige Behörde getätigt wurde.

Arbeitgeber/in informieren

Möglichst bald nach der Geburt sollte die Mutter ihre Arbeitsstelle über die Geburt informieren. In den ersten acht Wochen nach der Geburt darfst du als Mutter wegen der gesetzlichen Mutterschutzfrist nicht arbeiten. Nach einer Früh- oder Mehrlingsgeburt sowie – auf Antrag – nach der Geburt eines Kindes mit einer Behinderung beträgt die Frist sogar zwölf Wochen. Diese Mitteilung kannst du schriftlich oder mündlich übermitteln.

Krankenversicherung

Euer Kind ist seit Kurzem den Widrigkeiten dieser Welt ausgesetzt. Auch aus diesem Grund sollte es natürlich krankenversichert sein. Sobald ihr die Geburtsurkunde in den Händen haltet, solltet ihr euch bei der Krankenkasse von Mutter oder Vater melden. Es empfiehlt sich, schon während der Schwangerschaft zu klären, ob es sinnvoller ist, das Baby in seiner oder ihrer Krankenversicherung mitzuversichern.

Elternzeit für sie

Wenn du als Mutter direkt im Anschluss an den Mutterschutz in Elternzeit gehen möchtest, musst du bis spätestens sieben Wochen vor Ende des Mutterschutzes eine entsprechenden Erklärung bei deinem Arbeitgeber einreichen. Mit der Anmeldung der Elternzeit legst du für den Zeitraum bis zum zweiten Geburtstag des Kindes fest, für welche Zeiträume du Elternzeit in Anspruch nehmen willst. In diesem Zeitraum hast du zum Beispiel auch Anspruch auf eine Teilzeitbeschäftigung. Auch dies solltest du bei der Anmeldung beachten. Die Formulare dazu findest du ganz leicht im Internet.

Elternzeit für ihn

Hier wird es spitzfindig. Will der Vater direkt nach der Geburt in Elternzeit gehen, muss er die Elternzeit spätestens sieben Wochen vor dem errechneten Geburtstermin anmelden. Es ist also eher ein fiktiver Termin. Auch er muss für die Zeit bis zum zweiten Geburtstag des Kindes festlegen, für welche Zeiträume er Elternzeit in Anspruch nehmen will. Ansprechpartner ist hier der Arbeitgeber des Vaters.

Elterngeld/ElterngeldPlus

Ihr bekommt Geld vom Staat, wenn ihr euer Kind vorrangig selbst betreut, im selben Haushalt mit ihm lebt und nicht voll erwerbstätig seid. Ansprechpartner ist die Bundeselterngeldkasse, die auf ihrer Internetpräsenz einige Lektüre und Formulare für euch bereithält. Zum Ausfüllen der Formulare benötigt ihr ein wenig Geduld und die Geburtsurkunde eures Kindes. Mein Tipp: Schon während der Schwangerschaft einlesen und ausfüllen.

Kindergeld

Bei der Familienkasse der Agentur für Arbeit gibt es weitere Formulare für euch. Pro Kind gibt es einen bestimmten fixen Betrag, der einkommensunabhängig ausgezahlt wird. Auch hier benötigt ihr wieder ein wenig Geduld und die Geburtsurkunde eures Kindes. Mein Tipp: Schon während der Schwangerschaft einlesen und ausfüllen.

Kinderzuschlag

Solltet ihr nur über ein geringes Einkommen verfügen, stellt der Staat einen Bonus zur Verfügung. Auch hier kann ein Elternteil über die Familienkasse der Agentur für Arbeit Formulare erhalten und mit Geburtsurkunde des Kindes auf zusätzliches Geld hoffen.

Kinderbetreuungsplatz

Je nach Region lohnt es sich, möglichst bald nach der Geburt die Fühler Richtung Betreuungsplatz für euer Kind auszustrecken. Es kommt einem zwar skurril vor, einen Platz für einen so kleinen Wurm zu suchen, aber es zahlt sich aus, hier zeitnah den Fuß in der Tür zu haben.

Kinderreisepass

Wer mit dem Kind verreisen möchte, benötigt tatsächlich einen Kinderreisepass. Und jetzt wird es lustig: Das Foto muss biometrisch sein. Bei uns war es ein großer Spaß, unsere damals sechs Monate alte Tochter für ein biometrisches Passbild zu motivieren. Das zuständige Einwohnermeldeamt oder Bürgeramt stellt euch den Pass nach erfolgreichem Fotoshooting aus.

ARZTBESUCHE NACH GEBURT

Als Schwangere geht man gefühlt ein Jahr lang bei der Frauenarztpraxis ein und aus. Man kommt sich vor wie eine Stammkundin, es fehlt eigentlich nur noch das obligatorische Stempelkärtchen. »Die zehnte Untersuchung geht aufs Haus.«

So vertrauensvoll manches Arzt-Patientin-Verhältnis auch ist, so ist man als frisch gebackene Mutter nicht unbedingt traurig, den Arztpraxen erst einmal fernbleiben zu können. Ich muss dich leider enttäuschen. Deine regelmäßigen Besuche in der Frauenarztpraxis minimieren sich zwar auf ein- bis zweimal nach Geburt, dafür rückt aber eine andere Fachrichtung in den kommenden Monaten in den Fokus. Die Kinderarztpraxis. Nicht nur du als Wöchnerin, sondern vor allem euer neuer Erdenbürger muss nun gut versorgt und beobachtet werden. Gerade die Kleinen sehen in den ersten 24 Lebensmonaten viel Arztpraxis. Das fällt uns Eltern nicht immer leicht, aber es dient einem guten Zweck. Denn gerade in den ersten Lebensmonaten muss sich so ein kleiner Körper wahnsinnig anpassen und umstellen. Dein Kind war fast ein Jahr rundum versorgt, wurde durch dich ernährt und von deinem Immunsystem geschützt. Diesem Schutz wird ein Kind innerhalb weniger Sekunden beraubt. Wärmeregulierung, Atmung, Stoffwechsel, Abwehrsystem, Nahrungsaufnahme. All dies muss dein Kind nun selbst übernehmen. Diese Prozesse laufen zum Großteil wie selbstverständlich ab, doch es können sich auch Fehler einschleichen, die es zu finden gilt. Es kursieren viele Gefahren für das unausgereifte Immunsystem, sodass die Prävention, also die Verhinderung von Krankheiten, einen großen Stellenwert hat.

Im Folgenden liste ich dir deine wichtigen Termine und vor allem die Termine deines Kindes im Detail auf. Lass dich von der folgenden Tabelle nicht erschlagen, sondern schau dir ganz entspannt die einzelnen Untersuchungen und deren Zeiträume an. So behältst du die wichtigsten Termine im Überblick und weißt zu jedem Zeitpunkt, was auf dich und dein Kind zukommt.

Zwei Arztbesuche für die Mutter

Für dich ist es, wie gesagt, übersichtlich. Die erste Untersuchung soll möglichst innerhalb der ersten Woche nach der Entbindung vorgenommen werden. Das ist logistisch mit Neugeborenem nicht immer leicht, aber es geht hier vor allem um deine Blutwerte. Du hast während der Geburt circa 500 ml bis 1 000 ml Blut verloren. Auch in der ersten Woche verlierst du noch etwas Blut. Hier ist es essenziell wichtig nachzuprüfen, ob du bereits eine Blutarmut entwickelst, oder ob dein Körper den Blutverlust bereits kompensiert, also ausgeglichen, hat.

Eine weitere Untersuchung soll etwa sechs Wochen, spätestens jedoch acht Wochen nach der Entbindung durchgeführt werden. Hier wird dein Körper untersucht, mögliche Geburtsverletzungen inspiziert, Ernährungsberatung vorgenommen und mögliche Stillprobleme angesprochen. Auch das Thema Verhütung wird bei diesem Termin großgeschrieben.

Kinderärztliche Untersuchungen (Die »Us«)

Erwachsene können selbst entscheiden, ob und inwiefern sie das Angebot an Vorsorgeuntersuchungen wahrnehmen können und wollen. Kinder und Jugendliche können dies nur bedingt oder gar nicht. Jedenfalls kenne ich kein Kind das freiwillig eine Impfung oder Untersuchung einfordert. Und doch haben sie ein Recht auf regelmäßige Kindervorsorgeuntersuchungen (U-Untersuchungen). Sie dienen im Grunde der Erfassung ihrer körperlichen, geistigen und psychosozialen Entwicklung. Hier geht es wie so oft bei Vorsorgeuntersuchungen um Prävention und Prophylaxe, also um die Früherkennung und/oder Vermeidung von Erkrankungen und Entwicklungsstörungen.

Was viele nicht wissen: Die regelmäßigen Untersuchungen dienen auch dazu, mögliche Kindesmisshandlung und -vernachlässigung zu erkennen und für die Betroffenen gezielt Hilfe zu ermöglichen. Kinderärzte können allein durch das Verhalten oder den Umgang der

Eltern mit dem Kind erkennen, ob das soziale Umfeld kindgerecht gestaltet wird, oder ob es Probleme geben könnte, und werden diese auch offen kommunizieren.

Aber auch die Gesundheitsaufklärung sowie die Durchführung von Prophylaxen (etwa mit Vitamin D) und Reihenuntersuchungen wie das Hörscreening sind relevante Untersuchungsinhalte. In Deutschland sind die meisten Kindervorsorgeuntersuchungen mittlerweile gesetzlich vorgeschrieben. Im Folgenden findet ihr eine Übersicht der Kindervorsorgeuntersuchungen und ihrer wichtigsten Inhalte bis zum zweiten Lebensjahr.

Inhalte der U-Untersuchungen im 1. und 2. Lebensjahr

Untersuchung	Zeitpunkt	Inhalte
U1	Neugeborenen-Erstuntersuchung unmittelbar nach der Geburt	Erkennen von lebensbedrohlichen Komplikationen und sofort behandlungsbedürftigen Erkrankungen und Fehlbildungen, Schwangerschafts-, Geburts- und Familienanamnese, Kontrolle von Atmung, Herzschlag, Hautfarbe, Reifezeichen.
Erweitertes Neugeborenen-Screening	2. bis 3. Lebenstag	Früherkennung von angeborenen Stoffwechseldefekten und endokrinen Störungen (zum Beispiel auch auf Mukoviszidose).
Neugeborenen-Hörscreening	bis zum 3. Lebenstag	Hörscreening zur Erkennung beidseitiger Hörstörungen ab einem Hörverlust von 35 Dezibel.
U2	3. bis 10. Lebenstag	Erkennen von angeborenen Erkrankungen und wesentlichen Gesundheitsrisiken, Vermeidung von Komplikationen: Anamnese und eingehende Untersuchung von Organen, Sinnesorganen und Reflexen.
U3	4. bis 5. Lebenswoche	Prüfung der altersgemäßen Entwicklung der Reflexe, der Motorik, des Gewichts und der Reaktionen, Untersuchung der Organe, Abfrage des Trink-, Verdauungs- und Schlafverhaltens, Untersuchung der Hüftgelenke auf Hüftgelenksdysplasie und -luxation.
U4	3. bis 4. Lebensmonat	Untersuchung der altersgerechten Entwicklung und Beweglichkeit des Säuglings, der Organe, Sinnesorgane, Geschlechtsorgane und der Haut, Untersuchung von Wachstum, Motorik und Nervensystem.
U5	6. bis 7. Lebensmonat	Untersuchung der altersgerechten Entwicklung und Beweglichkeit, der Organe, Sinnesorgane, Geschlechtsorgane und der Haut, Untersuchung von Wachstum, Motorik und Nervensystem.
U6	10. bis 12. Lebensmonat	Untersuchung der altersgemäßen Entwicklung, der Organe, Sinnesorgane (insbesondere der Augen), Kontrolle des Bewegungsapparates, der Motorik, der Sprache und der Interaktion.
U7	21. bis 24. Lebensmonat	Untersuchung der altersgemäßen Entwicklung, Erkennen von Sehstörungen, Test der sprachlichen Entwicklung, Feinmotorik und Körperbeherrschung.

DANK

Nun bin ich am Ende angelangt und ihr steht vielleicht am Beginn einer wundervollen Reise. Ich kann nur hoffen, dass euch dieses Buch das gegeben hat, was es mir persönlich bedeutet: Dankbarkeit. Für die Möglichkeit, Menschen über den ärztlichen Beruf hinaus helfen zu können. Ich möchte vor allem euch meinen Dank aussprechen. All die Menschen, die mir Tag für Tag zuhören, mich unterstützen und auch kritisieren. Ihr, die Leserinnen dieses Buches und Follower meiner Kanäle. Ich will euch danken für die Unterstützung und die Wertschätzung. Auch wenn ich viele von euch nicht sehen kann, weiß ich, dass ihr da seid. Ich möchte euch vor allem im Namen all derer danken, deren Sorgen ich relativieren, deren Angst vor dem Unbekannten ich mildern und denen ich Unverständliches erklären konnte. Ihr seid es, die mich antreiben, weiterzumachen und fortzusetzen, was ich vor mehr als fünf Jahren begonnen habe. Der Weg zu diesem Buch ist nun geschafft, aber ich kann nur hoffen, dass unsere gemeinsame Reise durch die soziale Medienlandschaft noch weiter andauert.

Danken möchte ich natürlich meiner Familie. Meine älteren Schwestern und meine Mutter haben mir schon früh gezeigt, was wahre Frauenpower bedeutet. Meinem Vater möchte ich besonders danken, dass er damals diesen wundervollen Beruf für sich und damit auch für mich erwählt hat. Auf seine stete Unterstützung kann ich immer blind vertrauen.

Großer Dank gilt auch dem Gräfe und Unzer Verlag, der sehr früh das Potenzial hinter meinem damals noch kleinen Projekt erkannt hat und den Mut aufbrachte, dieses unkonventionelle Vorhaben unterstützen und vorantreiben zu wollen. Damals steckte mein kleines Hobby noch in den Kinderschuhen, ich wusste noch nicht, was kann und vor allem was wird. Wie es sich für eine gute Freundschaft gehört, verloren wir uns für kurze Zeit aus den Augen und fanden uns umso inniger vor allem in Person von Ariane Hug wieder. Ihr gebührt besonderer Dank für die Kraft, das Engagement, die Geduld mit mir und meiner Frau und das stets offene Ohr für unsere Vorschläge, Ideen und Verrücktheiten. Danke für deine Struktur, Umsicht und deine Offenheit.

Auch wenn ich privat und beruflich sehr viel mit Frauen zu tun habe, dieses Geschlecht faszinierend und beeindruckend finde, gibt es da die eine Frau, die für mich alles in den Schatten stellt. Meine Frau Marijke. Danke, dass du mich und meine teils anstrengenden Besonderheiten nicht nur akzeptierst, sondern zum Teil von dir machst. Danke, dass du dir jede auch noch so abstruse Idee anhörst und mich darin bestärkst. Du bist der außergewöhnlichste und stärkste Mensch, dem ich je begegnet bin. Ich weiß nicht, wie du es schaffst, Mutter, Ehefrau, Geschäftsführerin und Mensch zu bleiben, aber es inspiriert mich Tag für Tag. Du hast mir mit dem Geschenk unserer Tochter eine ganz neue, andere und einzigartige Perspektive eröffnet und mit dem ersten Atemzug der Kleinen mein komplettes Dasein relativiert. Plötzlich und für immer ist dort ein bedingungsloser Anker in meinem Leben, der immer hält und nie geht: Familie!

Lasst euch das abschließend von einem außenstehenden, gefühlsduseligen Mann gesagt sein, der doch eigentlich keine Ahnung von dem hat, was er da erzählt: Ihr seid okay, so wie ihr seid!

Euer

Konstantin

INFORMATIONEN, DIE WEITERHELFEN

Bücher

Maggie Blott: Alles über meine Schwangerschaft Tag für Tag, Dorling Kindersley

Dagmar von Cramm: Unser Baby. Das erste Jahr: Ernährung – Gesundheit – Pflege, GRÄFE UND UNZER VERLAG

Silvia Höfer, Alenka Scholz: Tag für Tag durch meine Schwangerschaft: Faszinierende Bilder, umfassender Rat, spannende Infos, GRÄFE UND UNZER VERLAG

Franz Kainer, Annette Nolden: Das große Buch zur Schwangerschaft: Umfassender Rat für jede Woche, GRÄFE UND UNZER VERLAG

Nicola Schmidt: artgerecht – Das andere Baby-Buch: Natürliche Bedürfnisse stillen. Gesunde Entwicklung fördern. Naturnah erziehen. Kösel

Nicola Schmidt: artgerecht – Das andere Kleinkinderbuch: Gefühle liebevoll begleiten. Entwicklungsschritte verstehen. Mit Kindern wachsen. Von 2 bis 6 Jahren. Kösel

Internet

Eltern
https://www.eltern.de/schwangerschaft
Alle Tipps & Infos auf einen Blick

ProFamilia
https://www.profamilia.de/themen/schwangerschaft

Embryotox
https://www.embryotox.de
Arzneimittelsicherheit in Schwangerschaft und Stillzeit: Startseite

Bundeszentrale für gesundheitliche Aufklärung
https://www.bzga.de/infomaterialien/familienplanung/schwangerschaft/
BZgA: Familienplanung

Kinderheldin
https://kinderheldin.de/sorglos
Online-Kurse für Schwangerschaft und Babyzeit
hallohebamme
https://hallohebamme.de
Deine Nachsorge 2.0 – Hebammentipps für die Geburt
Richtig Schwanger
https://www.richtigschwanger.de

Podcast

Jill Baier: Sorgenfreie Schwangerschaft – Kugelzeit Coaching, Spotify, Apple Podcast, Podtail, Google Podcast
Evi Bodmann: JoyfulMama – Dein Hebammenpodcast, Spotify, Podtail, Apple Podcast, Podimo, Audible, Podbean, Amazon
Kareen Dannhauer, Sissi Rasche: Hebammensalon, Spotify, Deezer, Apple Podcast, Audible, Podbean
Eltern: Eltern ABC, Spotify, Audionow, Podtail, Apple Podcast, Podcasthero, Soundcloud
Kristin Graf: Die friedliche Geburt, Spotify, Podimo, Apple Podcast, Amazon Music, Android, Google Podcast, Deezer
Keleya: Neun glückliche Monate, Spotify, Apple Podcast, Podtail, Podimo, Audionow
Julia Knörnschild, Fanny Husten: Mama Lauda, Spotify, Apple Podcast, Podimo, Podtail, Podigee, Audionow
Marie Kuon, Anja Stern: Hallo Hebamme, Spotify
Max & Jakob: Beste Vaterfreuden, Spotify, Podtail, Audionow, Apple Podcast, Audible, Deezer, Podimo, Google Podcast, Podbean

Youtube

Richtig Schwanger
Keleya
Laila Maria Witt
Laura Rohmann-Höhn

REGISTER

H/I

J/K

L/M

N

O/P

R

QUALITÄTS G|U GARANTIE

LIEBE LESERINNEN UND LESER,

wir wollen Ihnen mit diesem Buch Informationen und Anregungen geben, um Ihnen das Leben zu erleichtern oder Sie zu inspirieren, Neues auszuprobieren. Wir achten bei der Erstellung unserer Bücher auf Aktualität und stellen höchste Ansprüche an Inhalt und Gestaltung. Alle Anleitungen und Rezepte werden von unseren Autoren, jeweils Experten auf ihren Gebieten, gewissenhaft erstellt und von unseren Redakteur*innen mit größter Sorgfalt ausgewählt und geprüft.

Haben wir Ihre Erwartungen erfüllt? Sind Sie mit diesem Buch und seinen Inhalten zufrieden? Wir freuen uns auf Ihre Rückmeldung. Und wir freuen uns, wenn Sie diesen Titel weiterempfehlen, in Ihrem Freundeskreis oder bei Ihrem Online-Kauf.

Sollten wir Ihre Erwartungen so gar nicht erfüllt haben, tauschen wir Ihnen Ihr Buch jederzeit gegen ein gleichwertiges zum gleichen oder ähnlichen Thema um.

KONTAKT ZUM LESERSERVICE

GRÄFE UND UNZER VERLAG
Grillparzerstraße 12
81675 München
www.gu.de

PEFC-zertifiziert
Dieses Produkt stammt aus nachhaltig bewirtschafteten Wäldern und kontrollierten Quellen
www.pefc.pl
PEFC
PEFC/32-31-076

IMPRESSUM

GRÄFE UND UNZER

Gräfe und Unzer ist eine eingetragene Marke der GRÄFE UND UNZER VERLAG GmbH, www.gu.de

ISBN 978-3-8338-7796-4
7. Auflage 2025

Projektleitung: Ariane Hug, Margarethe Brunner

Lektorat: Margarethe Brunner, Ariane Hug

Bildredaktion: Simone Hoffmann

Illustrationen: Druck & Design De Lange; Marijke Wagner

Umschlaggestaltung und Layout: ki 36 Editorial Design, Ngoc Le-Tümmers

Herstellung: Susanne Fuhrmann

Satz: Longo AG Bozen

Repro: Longo AG, Bozen

Druck & Bindung: Drukarnia Dimograf, Polen

Umwelthinweis: Nachhaltigkeit ist uns sehr wichtig. Der Rohstoff Papier ist in der Buchproduktion hierfür von entscheidender Bedeutung. Daher ist dieses Buch auf PEFC-zertifiziertem Papier gedruckt. PEFC garantiert, dass ökologische, soziale und ökonomische Aspekte in der Verarbeitungskette unabhängig überwacht werden und lückenlos nachvollziehbar sind.

Die GU-Homepage finden Sie unter www.gu.de

Bildnachweis:
Grafiken: Marijke Wagner

Syndication:
www.imageprofessionals.com

Wichtiger Hinweis
Die Gedanken, Methoden und Anregungen in diesem Buch stellen die Meinung bzw. Erfahrung des Verfassers dar. Sie wurden vom Autor nach bestem Wissen erstellt und mit größtmöglicher Sorgfalt geprüft. Sie bieten jedoch keinen Ersatz für persönlichen kompetenten medizinischen Rat. Jede Leserin, jeder Leser ist für das eigene Tun und Lassen auch weiterhin selbst verantwortlich. Weder Autor noch Verlag können für eventuelle Nachteile oder Schäden, die aus den im Buch gegebenen praktischen Hinweisen resultieren, eine Haftung übernehmen.

GRÄFE UND UNZER
Ein Unternehmen der
GANSKE VERLAGSGRUPPE